Dr. med. Eberhard J. Wormer

Durchblutungsstörungen

wirksam behandeln

Gefäßerkrankungen auf natürlichem Weg heilen und vorbeugen

Gezielte Ernährung • Regelmäßige Bewegungsübungen • Hausrezepte

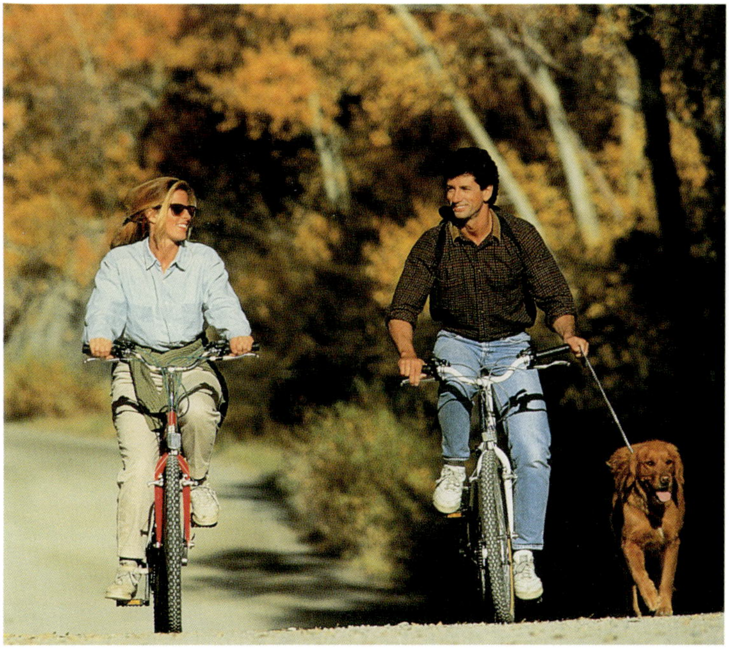

SÜDWEST

Inhalt

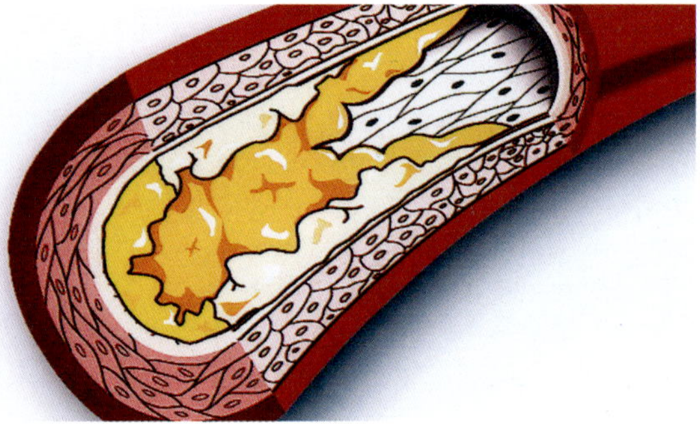

Fett- und Kalkablagerungen in den Arterien lösen Gefäßerkrankungen aus.

Vorwort 4

Lebenselixier Blut 6

Bestandteile und Aufgaben des Bluts 6

Der Kreislauf des Bluts 9

Das Herz – Motor der Blutzirkulation 10

Gestörter Fluss in den Arterien 12

Die so genannte Verkalkung 12

Risikofaktoren der Arteriosklerose 14

Bluthochdruck schädigt die Gefäße 15

Rauchen begünstigt Arterienschäden 17

Gestörter Fettstoffwechsel 18

Zuckerkrankheit 23

Harnsäure und Gicht 24

Genuss mit Risiko 24

Weitere Risikofaktoren 26

Durchblutungsstörungen in den Beinarterien 29

Durchblutungsstörungen verhindern 31

Arterien weiten und den Blutfluss verbessern 32

Akuter Arterienverschluss 35

Das 12-Punkte-Programm für gesunde Beine 38

Durchblutungsstörungen der Armarterien 39

Frostbeulen und Erfrierungen 40

Arterienentzündungen 41

Herzinfarkt 41

Schlaganfall 46

Geräusche im Ohr 53

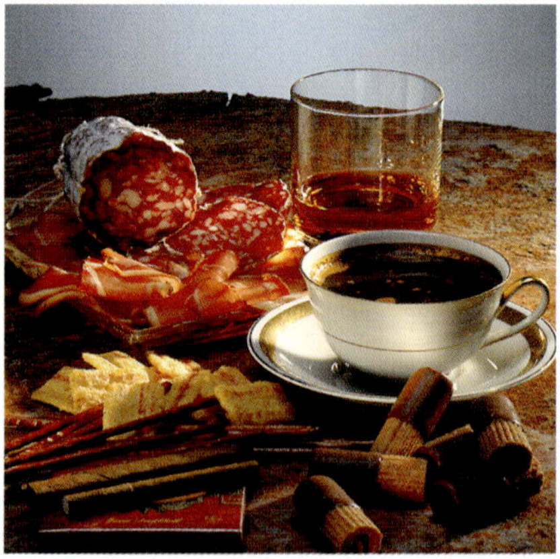

Gefäßgifte in unseren Lebensmitteln – Fett, Gepökeltes, Kaffee und Alkohol.

Störungen der Sexualfunktion 56

Schlagadern mit Aussackung 57

Ärztliche Aufklärung ist der erste Schritt zu mehr Gesundheit.

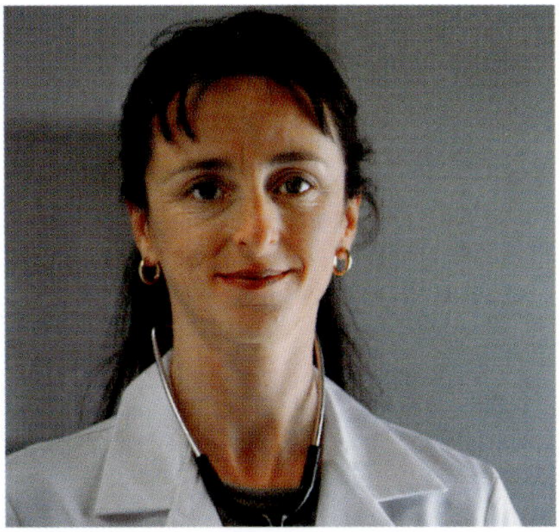

Gestörter Fluss in den Venen 60

Risikofaktoren für Venenerkrankungen 60

Aufgaben und Bau der Venen 61

Krampfadern 63

Therapie von Venenerkrankungen 66

Dicke Beine 69

Entzündete Oberflächenvenen 70

Tiefe Venenthrombosen 71

Lebensgefährliche Komplikation – die Lungenembolie 74

Spezialfall Hämorrhoiden 74

Naturmittel stärken schwache Venen 77

Wirksame Venengymnastik 79

Heilkräftiges Wasser 80

Akupressur 82

Homöopathie 83

Therapiealternativen bei Durchblutungsstörungen 83

Häufige Fragen an den Arzt 86

Kleines Gefäßlexikon 91

Über dieses Buch 95

Register 96

Schwimmen fördert die Durchblutung und stärkt die Muskulatur.

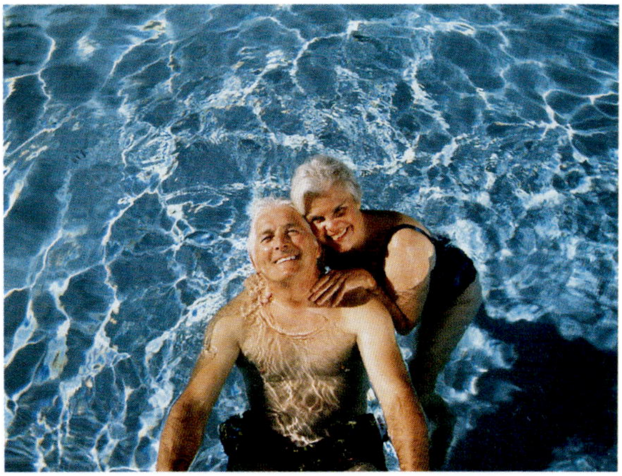

Vorwort

Schädigungen des Herz-Kreislauf-Systems stehen an erster Stelle aller Erkrankungen. Jeder zweite Deutsche stirbt heute an Arteriosklerose, landläufig auch Arterienverkalkung genannt, und den damit verbundenen Herz-Kreislauf-Krankheiten. Herzinfarkt, Schlaganfall und Lungenembolie sind die häufigsten Todesursachen in den Industrienationen der westlichen Welt. Krankhafte Veränderungen des Gefäßsystems – also der Arterien, der Venen und der Lymphgefäße – führen häufig zu Durchblutungsstörungen und können viele Ursachen haben. Meist sind derartige Gefäßerkrankungen chronisch, und die Betroffenen müssen sich längere Zeit oder sogar ihr Leben lang mit diesem Leiden auseinandersetzen.

Periphere, d.h. herzferne Durchblutungsstörungen, z.B. der Beine, führen zur so genannten Schaufensterkrankheit oder zum Raucherbein. Arterielle Durchblutungsstörungen der Herzkranzgefäße können einen gefährlichen Herzinfarkt oder sogar den plötzlichen Herztod bewirken. Im Gehirn verursachen sie den gefürchteten Schlaganfall.

Durchblutungsstörungen sowohl im arteriellen als auch im venösen System gehören zu den häufigsten Erkrankungen unserer Zeit. Ursachen sind nicht zuletzt unsere Ernährungsgewohnheiten und unser bewegungsarmer Lebensstil.

Weit verbreitete Gefäßerkrankungen

Venenerkrankungen wie Krampfadern gelten heute als Volkskrankheit. Weitere gefährliche Folgen von Durchblutungsstörungen sind tiefe Beinvenenthrombosen und Lungenembolien. Aber auch Ohrgeräusche oder Hämorrhoiden gehen auf Durchblutungsstörungen zurück. Durch arterielle oder venöse Durchblutungsstörungen verursachte Erkrankungen können mit einer Vielzahl medizinischer Behandlungen günstig beeinflusst werden. Zahlreiche gut wirksame Arzneimittel sowie erprobte medizinische Eingriffe mit geringen Risiken ermöglichen heute in vielen Fällen eine Linderung derjenigen Beschwerden, die durch eine gestörte Durchblutung entstehen. Weiterhin gibt es viele naturheilkundliche und ganzheitliche Therapieverfahren, die bei diesen Beschwerden sinnvoll die Behandlung unterstützen.

Vorbeugen durch bewusste Lebensführung

Es stehen viele einfache und natürliche Mittel zur Verfügung, um Durchblutungsstörungen wirksam zu verhindern oder zu behandeln. Die wichtigste Maßnahme zum Schutz vor den gefährlichen, mitunter lebensbedrohlichen Konsequenzen der Herz-Kreislauf-Erkrankungen ist eine gesunde und bewusste Lebensführung. Verhindern Sie durch Ihr eigenverantwortliches Handeln, dass Sie zum Opfer dieser Zivilisationskrankheit werden, dass Sie unter unangenehmen oder schmerzhaften Komplikationen zu leiden haben, und dass Ihnen ein operativer Eingriff oder gar die Amputation von Gliedmaßen droht.

In diesem Buch werden Sie mit den wichtigsten Erkrankungen, die aufgrund von Durchblutungsstörungen entstehen können, vertraut gemacht. Darüber hinaus werden Ihnen Ursachen, Diagnose- und Therapieverfahren vorgestellt. Das Buch enthält die wirksamsten medizinischen, natürlichen und ganzheitlichen Behandlungsansätze und soll Rat und Hilfe sowie ein Kontaktangebot für alle Betroffenen bieten. Vor allem soll es den Leser bzw. Patienten zu einer gesünderen Lebensweise mit viel Bewegung – der besten Medizin gegen Durchblutungsstörungen – ermuntern.

Heilpflanzen, Homöopathie, Bädertherapien oder Wickel sowie Gymnastik- und Trainingsprogramme eröffnen viele Möglichkeiten zur aktiven Selbsthilfe und Vorbeugung gegen die Gefahren von Gefäßerkrankungen.

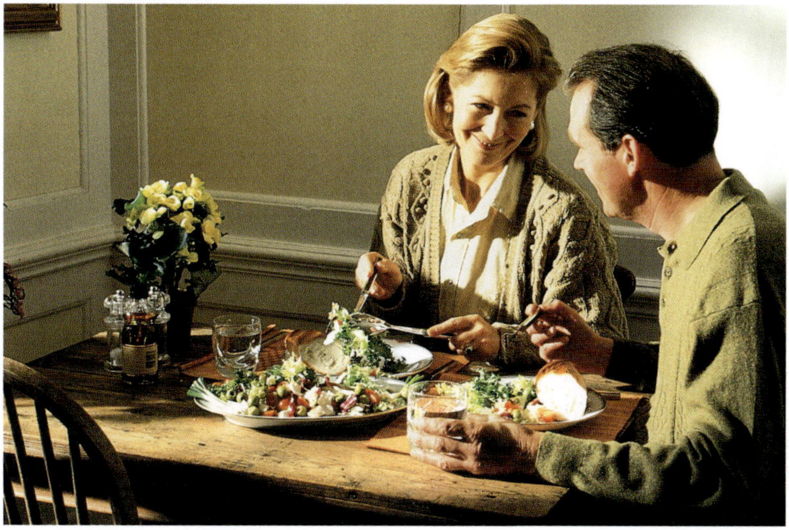

Ein wesentlicher Beitrag zur bewussten Lebensführung ist eine vitaminreiche und vollwertige Ernährung, die den Körper mit allen Nährstoffen versorgt, die er täglich braucht.

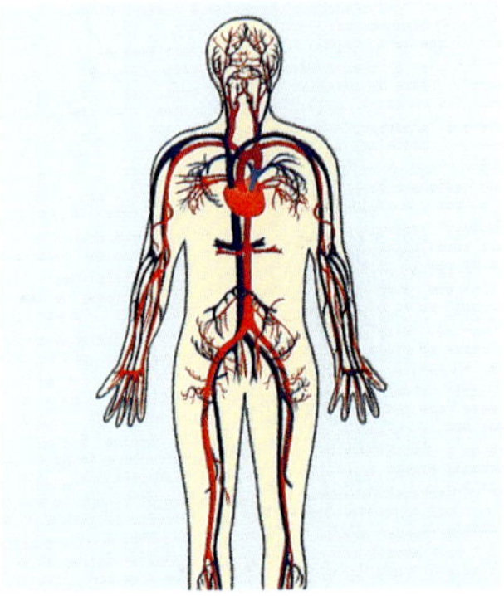

Über den Blutkreislauf wird der menschliche Organismus mit lebenswichtigen Stoffen versorgt.

Blut ist eine Körperflüssigkeit, die aus festen Bestandteilen, den Blutzellen, und einer Flüssigkeit, dem Blutplasma, zusammengesetzt ist.

Lebenselixier Blut

Blut, auch häufig als Saft des Lebens bezeichnet, ist eine Körperflüssigkeit, deren zahlreiche Inhaltsstoffe und Eigenschaften zur Erhaltung der biologischen Funktion des Menschen lebensnotwendig sind. Über ein vielfältiges, spezialisiertes Transportnetz, das Gefäßsystem, wird das Blut im gesamten Körper verteilt. Alle Organe müssen versorgt werden und optimal durchblutet sein, damit sie ohne Störung funktionieren. Durchschnittlich fünf Liter Blut fließen im Körper eines Erwachsenen vom Herzen in die Peripherie und wieder zum Herzen zurück. Dieser Vorgang wird als Blutkreislauf bezeichnet.
In jeder Minute pumpt das Herz die gesamte Menge Blut durch den Körper. Vom Herzen strömt das Blut über das arterielle Gefäßsystem durch den gesamten Körper, erreicht über die Venen wieder das Herz und fließt von dort in die Lunge, von wo aus es mit Sauerstoff angereichert erneut ins Herz und von dort aus in den Körper fließt. In jeder Sekunde des Lebens kreist das Blut ohne Unterbrechung in den Adern. Bei körperlicher Anstrengung kann die Pumpleistung des Herzes auf bis zu 30 Liter pro Minute oder mehr ansteigen.

Bestandteile und Aufgaben des Bluts

Der flüssige Anteil des Bluts, das so genannte Blutplasma, ist eine gelbliche Flüssigkeit, in der zahlreiche Nährstoffe wie Eiweiße (etwa 100 Proteine), Fette, Mineralstoffe, Salze und Zucker gelöst sind. In diesem Blutplasma, das zu 90 Prozent aus Wasser besteht und 56 Prozent des gesamten Blutvolumens einnimmt, schwimmen die Blutzellen. Dieser zelluläre Anteil beträgt etwa 44 Prozent. Man unterscheidet rote Blutkörperchen, die so genannten Erythrozyten, weiße Blutkörperchen oder Leukozyten und Blutplättchen, die auch Thrombozyten genannt werden. Die Zahl, Art und Beschaffenheit der Blutzellen wird zur Diagnose von Krankheiten genutzt.

Transport von Gasen

Die roten Blutkörperchen transportieren Sauerstoff und Kohlendioxid. Etwa vier bis sechs Milliarden rote Blutkörperchen befinden sich in einem Kubikzentimeter gesundem Blut. Ständig werden neue Erythrozyten im Knochenmark gebildet und an den Blutkreislauf abgegeben. Ihre Lebensdauer beträgt ungefähr 90 bis 120 Tage. Rote Blutkörperchen sind äußerst elastisch und gut verformbar, so dass sie über kleinste Blutgefäße, die auch Kapillaren genannt werden, die entlegensten Winkel des Körpers erreichen können.

Die Blutgerinnung ist ein wichtiges Überlebenssystem des Körpers. Unterschiedlichste Vorgänge sind über verschiedene Regelsysteme miteinander verflochten und sorgen dafür, dass der Verschluss von Wunden sicher funktioniert ohne das gesamte Körperblut in seiner Fließfähigkeit zu beeinträchtigen.

Abwehr von Eindringlingen

Die Leukozyten übernehmen Abwehrfunktionen und bilden einen Teil des Immunsystems. Zu den weißen Blutkörperchen gehören Granulozyten, Lymphozyten und Monozyten. Diese sind hochspezialisierte Zellen mit unterschiedlichen Abwehraufgaben und unterschiedlicher Lebensdauer. Weiße Blutkörperchen sind sehr viel seltener als rote. Auf etwa 650 Erythrozyten kommt nur ein Leukozyt.

Der sichere Wundverschluss

Die Blutplättchen oder Thrombozyten dienen der Blutgerinnung. Sie bewirken beispielsweise, dass offene Wunden so schnell wie möglich verschlossen werden und verhindern, dass der Körper aus kleinen Wunden zu viel Blut verliert. Blutplättchen leben etwa fünf bis acht Tage und werden von spezialisierten Zellen des Knochenmarks gebildet. Zusätzlich sorgen verschiedene Gerinnungsfaktoren ebenfalls dafür, dass Blutungen in kürzester Zeit gestoppt werden.

Transport von Nährstoffen

Im Darm nimmt das Blut zahlreiche Nährstoffe auf, die während der Verdauung aus der Nahrung gewonnen werden. Über das Gefäßsystem erreichen diese Nährstoffe alle Organe. Die wichtigsten vom Blut transportierten Nährstoffe sind Eiweißbausteine (Aminosäuren), Fette (Lipide), Mineralstoffe, Vitamine, Blutsalze und Zucker (Glukose). Das Blut befördert darüber hinaus auch bestimmte Signalstoffe (Hormone) sowie Abwehrstoffe.

Sauerstoff benötigt der Körper zur Energiegewinnung. Ohne Sauerstoff ist Leben für den Menschen nicht möglich. Schon nach 15 Sekunden verlieren wir das Bewusstsein, und nach drei Minuten kann es zu bleibenden Hirnschäden oder sogar zum Tod kommen, wenn Sauerstoff fehlt.

Der Austausch von Sauerstoff und Kohlendioxid

Das wichtigste Gas im Blut ist der Sauerstoff. Er wird als Energielieferant im gesamten Körper benötigt. Die von den Nährstoffen gelieferte Energie wird durch oxidative Abbauprozesse freigesetzt. Nach ihrer Reise durch den Körper erreichen die jetzt sauerstoffarmen roten Blutzellen über die Venen das Herz und strömen von dort in die Lunge. Ebenso, wie das Blut im großen Blutkreislauf vom Herzen über die Arterien in die Organe und entfernten Körperregionen transportiert wird und über die Venen wieder ins Herz zurückfließt, wird in einem zweiten Kreislauf Blut vom Herzen in die Lunge gepumpt und fließt von dort wieder ins Herz zurück. Diesen Gasaustausch zwischen Herz und Lunge nennt man den kleinen Blutkreislauf. Hier wird Kohlendioxid, das Abgas des Körpers, an die Lunge abgegeben und im Gegenzug Sauerstoff aufgenommen. Das Kohlendioxid wird dann ausgeatmet.

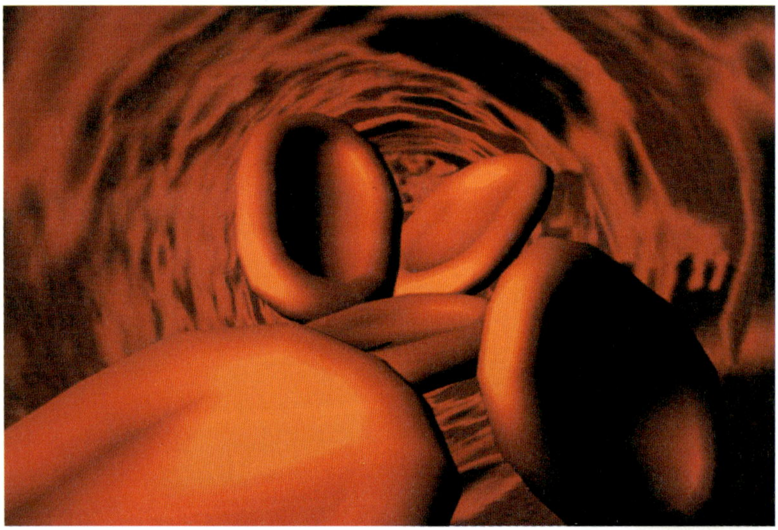

Die roten Blutkörperchen gelangen durch die Arterien und Venen über den großen und den kleinen Blutkreislauf vom Herzen in sämtliche Körperregionen und wieder zurück zum Herzen.

Der Kreislauf des Bluts

Das Blut fließt in den Adern, die ein System unterschiedlicher Blutgefäße bilden. Über diese Blutbahnen, zu denen die großen Körperschlagadern ebenso wie die feinsten Haar- oder Kapillargefäße gehören, erreicht das Blut alle Organe und versorgt das Gewebe mit Sauerstoff und lebenswichtigen Nährstoffen. Man unterscheidet zwei verschiedene Arten von Blutgefäßen, nämlich Arterien und Venen.

Vom Herzen ins Gewebe ...

Arterien sind kräftige, mit einem Muskelmantel ausgestattete Röhren. Das mit Sauerstoff angereicherte Blut wird von der linken Herzkammer mit hohem Druck in das arterielle Gefäßsystem gepresst. Der dadurch entstehende wellenförmige Blutdruckpuls kann an bestimmten Körperstellen als Pulsschlag getastet und als Blutdruck gemessen werden. Ihre Fortsetzung finden Arterien in den Arteriolen des Gewebes, der Organe und der Haut. Die kleinsten Haargefäße in den Geweben, in denen die Nährstoffabgabe und der Sauerstoffaustausch stattfindet, nennt man Kapillaren. Über sie wird der Sauerstoff ans Gewebe abgegeben und das Abgas Kohlendioxid gelangt ins Blut.

... und wieder zurück

Das kohlendioxidreiche, nährstoffarme Blut gelangt nun aus den Geweben über die Kapillaren, Venolen und Venen zum Herzen und von dort in die Lunge. Venolen heißen die dünneren Röhren, in denen die Blutflüssigkeit zu den größeren Venen transportiert wird. Über die größeren Venen wird das sauerstoffarme Blut zur rechten Herzkammer geleitet. Von dort fließt es in die Lunge, wo das Kohlendioxid abgeatmet und das Blut wieder mit Sauerstoff angereichert wird. Venen sind nicht so muskelkräftig wie Arterien, da sie auch keinen derart starken Druck aushalten müssen. Damit es ihnen gelingt, das Blut, teilweise gegen die Schwerkraft, zum Herzen zu transportieren, haben besonders die Venen der Beine und Arme so genannte Venenklappen. Das

Das venöse Gefäßsystem enthält etwa 70 Prozent der gesamten Blutmenge im Körper. Das kommt daher, dass die venösen Gefäße dehnbarer sind als die von kräftigen Muskeln umgebenen Arterien. Das Venensystem übernimmt somit auch in gewissem Sinne eine Speicherfunktion.

sind Ausstülpungen der inneren Venenwand, die ähnlich wie ein Ventil verhindern, dass Blut entgegen der Stromrichtung zurück fließt. Verschiedene Muskelpumpen im Bereich der unteren Beine unterstützen diesen Bluttransport ebenfalls entgegen der Schwerkraft.

Wege ohne Blut – das Lymphsystem

Das Lymphgefäßsystem mit kleinsten Lymphkapillaren, größeren Lymphgefäßen und Lymphknoten verläuft parallel zum Venensystem. Die Lymphgefäße enthalten die hellgelbe Lymphflüssigkeit, die sich aus Lymphplasma und Lymphkörperchen (Lymphozyten) zusammensetzt. In der Lymphflüssigkeit sammeln sich Abfallstoffe, die zu den Lymphknoten transportiert werden. Hier werden sie – wie auch Giftstoffe und gesundheitsschädigende Fremdstoffe – von weißen Blutkörperchen (Leukozyten) unschädlich gemacht. Außerdem werden hier auch Abwehrstoffe gebildet, die über die Lymphgefäße und Venen ins Blut gelangen und auf diese Weise so den Organismus vor Infektionen schützen.

Je fortgeschrittener die Verkalkung der Herzkranzgefäße ist, umso größer ist die Gefahr, dass es zu einem Herzinfarkt kommt.

Das Herz – Motor der Blutzirkulation

Das Herz ist der Motor für die Zirkulation des Bluts. Es ist ein muskulöses Hohlorgan, das sich aus einer rechten und linken Herzhälfte zusammensetzt, die durch die Herzscheidewand getrennt werden. Jede Herzhälfte besteht aus einem Vorhof und einer Herzkammer. Das Herz ist die Druck- und Saugpumpe für das Blut und schlägt beim Erwachsenen mit einer Häufigkeit von 75 bis 80 Schlägen pro Minute – die Schlaghäufigkeit kann entsprechend den körperlichen Anforderungen verändert werden. Zwischen den beiden Herzvorhöfen und den Herzkammern sowie an den Mündungen der Hauptschlagader des Körpers und des großen Lungengefäßes befinden sich Klappen. Das Herz selbst wird über die Herzkranzarterien mit arteriellem Blut versorgt – wenn Herzkranzgefäße verstopft sind, kommt es meist zum Herzinfarkt. Hierbei stirbt Herzmuskelgewebe ab.

Wie entstehen Durchblutungsstörungen?

Damit das Blut im Gefäßsystem ungestört fließen und der lebenswichtige Energie- und Nährstoffaustausch stattfinden kann, muss das Blut flüssig bleiben. Die Blutbahn darf nicht behindert oder blockiert sein.

Was bewirkt Gefäßverkalkung?

Erhöht sich die Zahl der roten Blutkörperchen (Erythrozyten) oder senkt sich in Bezug zum zellulären Anteil das Blutplasmavolumen, wird die Strömungseigenschaft des Bluts verändert. Das Blut wird dickflüssig. Durch die erhöhte Herztätigkeit verschlechtert sich die Durchblutung. Die Gerinnungstendenz des Bluts steigt. Durchblutungsstörungen entstehen vor allem dann, wenn sich innerhalb der Bluttransportröhren Ablagerungen an der Gefäßwand bilden und sich die Gefäßöffnung verengt oder ganz verschlossen wird. Sind kleine und kleinste Gefäße von der Verkalkung (Arteriosklerose) betroffen, können durch die verengten Öffnungen nur noch wenige rote Blutkörperchen mit Sauerstoff gelangen. Das Gewebe wird nicht mehr ausreichend versorgt. Die Blutkörperchen, die sich an dieser Stelle stauen, können dann unelastischer werden und mit Eiweißstoffen verklumpen. Das Blut gerät ins Stocken und klebt an den Gefäßwänden. Bei Gefäßerkrankungen wie Herzinfarkt, Schlaganfall und Durchblutungsstörungen in den Becken- und Beinarterien ist der Blutfluss in der Regel deutlich verschlechtert. Darüber hinaus ist das Blut dicker und zähflüssiger. Die angemessene Blutversorgung der Organe ist nicht mehr gewährleistet.

Aufgaben des Bluts

- Sauerstoff-, Kohlendioxid- und Nährstofftransport
- Erhaltung des Flüssigkeitsgleichgewichts im Körper
- Wundheilung, Wundverschluss
- Erhaltung der Körperwärme (gleichmäßige Körpertemperatur von etwa 37 °C)
- Abwehrfunktionen gegen Infektionen, Giftstoffe und schädliche Substanzen

Gerade bei Durchblutungserkrankungen ist es wichtig, viel zu trinken. Dadurch wird das dicke Blut flüssiger gemacht. Darüber hinaus gibt es auch Arzneimittel, die das Blut leichter fließen lassen.

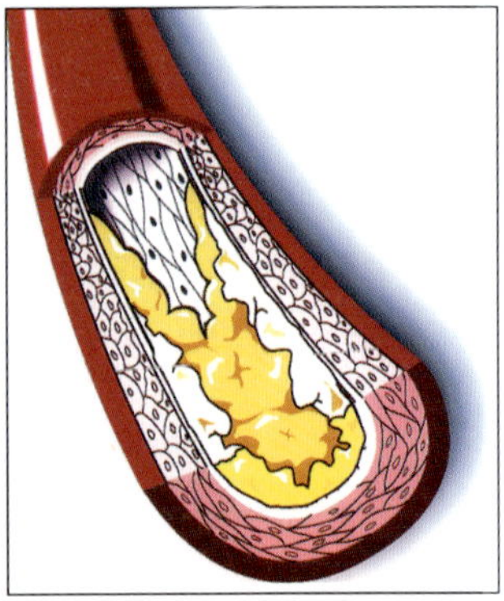

Der Querschnitt durch die Arterie zeigt eine Verengung durch Ablagerungen an den Arterienwänden.

Herz-Kreislauf-Erkrankungen, die im Zusammenhang mit der Arteriosklerose entstehen, sind die Todesursache Nummer eins in den westlichen Industrienationen – jeder zweite Deutsche stirbt heute an einer Herz-Kreislauf-Erkrankung.

Gestörter Fluss in den Arterien

Die Sauerstoff- und Nährstoffversorgung des Körpers erfolgt über die Durchblutung. Die Arterien, von großen Schlagadern bis hin zu den kleinsten arteriellen Gefäßen, bilden das Transportsystem für lebenswichtigen Sauerstoff, der von den roten Blutkörperchen in jeden Winkel des Organismus gebracht wird. Sind die arteriellen Gefäße verengt oder verstopft, kommt es zu arteriellen Durchblutungsstörungen und zu Sauerstoffmangel im Gewebe.

Die häufigsten Herz-Kreislauf-Erkrankungen entstehen aufgrund von Durchblutungsstörungen durch arteriosklerotische Veränderungen folgender arterieller Gefäßabschnitte:

- Herzkranzgefäße: Angina pectoris, Herzinfarkt, koronare Herzkrankheit (KHK), Herzmuskelschwäche (Herzinsuffizienz), Herzrhythmusstörungen
- Bein- und Beckenarterien: Raucherbein, Schaufensterkrankheit (periphere arterielle Verschlusskrankheit), Schmerzen beim Gehen (intermittierendes Hinken), Potenzstörungen
- Hals-Nacken-Arterien: Schlaganfall, Hirnleistungsstörungen
- Hirnarterien: Schlaganfall, Ohrgeräusche, Schwindel, Sehverschlechterung
- Kopfarterien: Kopfschmerzen, Migräne

Die so genannte Verkalkung

Die im Volksmund Arterienverkalkung genannte Arteriosklerose geht auf Umbauvorgänge in arteriellen Gefäßen zurück. Sie führt zu Durchblutungsstörungen und ist die häufigste arterielle Gefäßkrankheit. In einem meist chronisch fortschreitenden Krankheitsprozess verhärten und verdicken sich die Gefäßwände durch Einlagerungen von Fett, Kalk und

Bindegewebebestandteilen – die Elastizität der Gefäße nimmt dadurch ab, und der Innendurchmesser des Gefäßes verengt sich zunehmend, im äußersten Fall bis zum Gefäßverschluss.

Verengung der Gefäße

Die Arteriosklerose mit krankhaften Gefäßveränderungen kann schon im Kindes- und frühen Jugendalter beginnen. Gefäßschäden sind häufig zuerst an der innersten Gefäßschicht, dem Endothel, nachweisbar. Gefäßgifte wie Nikotin und Fett sowie Bluthochdruck stören den Stoffwechsel an den Gefäßwänden dauerhaft. Gerinnungs- und Strömungsverhältnisse in den Arterien verändern sich. Eiweißeinlagerungen, Bindegewebe- und Muskelzellwachstum in den Gefäßen können Entzündungen verursachen, bei deren Abheilung häufig Narben entstehen. Das verschlechtert die Durchblutung zusätzlich. Der Blutstrom wird behindert, und die Gefäße verengen sich zunehmend. Ist der Krankheitsprozess noch weiter fortgeschritten, können sich in den Schlagadern Kalkplatten, so genannte arteriosklerotische Plaques, bilden. Sie treiben den Teufelskreis von Gefäßentzündung, Durchblutungsstörung und Gefäßverschluss noch weiter voran. Die Gefahr der Ausbildung von Blutgerinnseln (Thrombosierung) nimmt dann dramatisch zu. Bei Gefäßkranken sind folgende Arterien des Körpers bevorzugt von arteriosklerotischen Veränderungen betroffen: die Herzkranzgefäße, die Bauchschlagader, die Becken- oder Beinarterien sowie die Hirnarterien.

Das Ausmaß an Verkalkung ist manchmal stärker, als die relativ geringen Beschwerden es vermuten lassen. Ein Zusammenhang zwischen der Intensität des Leidens und dem Schweregrad der Gefäßeinengung besteht nicht notwendigerweise.

Regulation des Gefäßdurchmessers

Immer deutlicher erkennt man in der Medizin die Wichtigkeit einer ungestörten Funktion der Gefäßinnenhaut, des Endothels. Gefäßhautzellen können den Gefäßdurchmesser variieren, indem sie gefäßerweiternde oder -verengende Substanzen freisetzen. Zu den wichtigsten gefäßerweiternden Substanzen gehört das Stickoxid (NO). Zigarettenrauch und zu viel Fett im Blut blockieren aber die Stickoxidbildung und fördern die chronische Gefäßverengung und -verhärtung.

Kein notwendiges Schicksal

Die Arteriosklerose ist jedoch in der Regel keine Erkrankung, die man als unabänderliches Schicksal hinnehmen muss. Viele Risikofaktoren wie Bluthochdruck, Rauchen und zu hohe Blutfettwerte, die den Krankheitsprozess fördern, können beeinflusst werden.

Wie Sie Risikofaktoren beeinflussen können

Sorgen Sie für ausreichend Bewegung oder Gymnastik. Achten Sie auf ballaststoffreiche und lipidsenkende Ernährung, und vermeiden Sie Dauerstress und Rauchen. Während langer Phasen der Krankheit verschlechtern sich Gefäßveränderungen nach Wegfall der schädigenden Einflüsse nicht mehr oder bilden sich sogar zurück. Ist eine Arterie aber durch die Arteriosklerose vollständig verschlossen oder haben sich in Gefäßen harte Kalkplatten entwickelt, können diese Gefäßveränderungen nicht mehr rückgängig gemacht werden.

Sogar wenn die Arteriosklerose schon fortgeschritten ist, kann jeder die nahezu unglaublichen Selbstheilungskräfte des Körpers aktivieren. Voraussetzung dafür ist der feste Wille, sein Leben und seine Gewohnheiten zu ändern.

Risikofaktoren der Arteriosklerose

Es gibt Umstände, die den krankhaften Umbau im arteriellen Gefäßsystem des Körpers beschleunigen. Solche Einflüsse werden als Risikofaktoren bezeichnet – die Vermeidung solcher Gefahren hat größte Bedeutung bei der Vorbeugung von Herz-Kreislauf-Erkrankungen.

- Risikofaktoren erster Ordnung sind Bluthochdruck, Fettstoffwechselstörungen, die Inhalation von Zigarettenrauch und die Zuckerkrankheit.
- Risikofaktoren zweiter Ordnung sind Bewegungsmangel, erhöhte Harnsäurewerte im Blut, Übergewicht und Stress.

Manche Risikofaktoren, etwa Übergewicht, können günstig beeinflusst werden – andere Risikofaktoren der Arteriosklerose wie eine erbliche Veranlagung, eine Herz-Kreislauf-Erkrankung vor dem 50. Lebensjahr, das Alter oder speziell bei Frauen hormonelle Faktoren sind nicht beeinflussbar.

Risikofaktoren für eine Gefäßverkalkung

- Bluthochdruck (Hypertonie)
- Rauchen
- Fettstoffwechselstörung
- Zuckerkrankheit (Diabetes mellitus)
- Übergewicht
- Bewegungsmangel
- Stress
- Hormonelle Empfängnisverhütungsmittel

Erbliche Veranlagung

Für viele Erkrankungen des arteriellen Gefäßsystems spielt die erbliche Veranlagung eine große Rolle. Wenn Erkrankungen wie Herzinfarkte, Schlaganfälle und Durchblutungsstörungen der Beine bei Familienangehörigen nachweisbar sind, vergrößert sich die Wahrscheinlichkeit, ebenfalls von einer solchen Erkrankung befallen zu werden. Das gilt vor allem für Männer, deren Eltern an einer koronaren Herzkrankheit leiden. Auch das Schlaganfallrisiko von Männern, deren Mutter an einem Schlaganfall verstarb, ist vermutlich erhöht. Zu den wichtigsten ererbten Risikofaktoren gehören Bluthochdruck, Fettsucht und Fettstoffwechselstörungen, die Zuckerkrankheit und eine erblich bedingte verfrühte Gefäßalterung.

Bluthochdruck schädigt die Gefäße

Für Schlaganfall und Herzinfarkt gilt Bluthochdruck als wichtigster Risikofaktor – fast 300 000 Menschen in Deutschland sterben jährlich an den Folgen von Bluthochdruck. Es gibt etwa sechs bis acht Millionen Hochdruckkranke in Deutschland, wobei etwa die Hälfte der Betroffenen nichts von ihrer Krankheit weiß. Nur ein Viertel der Patienten wird ausreichend behandelt, ein Achtel erfolgreich und ein weiteres Achtel leider immer noch ungenügend. Bei mehr als der Hälfte aller Hochdruckkranken liegt zum Zeitpunkt der Diagnose bereits eine nachweisbare Herzschwäche (Herzinsuffizienz) vor.

Der systolische Blutdruckwert entspricht der Pumpkontraktion des Herzes, der diastolische Wert der Erschlaffungsphase des Herzmuskels.

Wann ist der Blutdruckwert normal?

- **Normalwerte:**
  120/80 mmHg bis 140/90 mmHg
- **Bluthochdruck:**
  mehr als 160/95 mmHg
- **Grenzwerthochdruck:**
  140/90 mmHg bis 160/95 mmHg

(Die oben genannten Werte gelten bei 25- bis 60-Jährigen.)

Zu viel Kochsalz in der Nahrung begünstigt bei manchen Menschen Bluthochdruck – salzen Sie niemals Ihr Essen automatisch. Meiden Sie gepökeltes Fleisch, Kasseler Rippchen, Geräuchertes. Essen Sie weniger Fett und Fleisch und mehr Rohkost und Steinobst. Trinken Sie natriumarmes Mineralwasser und Alkohol in Maßen. Geben Sie das Rauchen auf, und bewegen Sie sich viel.

Nach internationalen Übereinkünften wird dann von Bluthochdruck gesprochen, wenn der obere oder systolische Blutdruckwert über 160 mmHg und/oder der untere, das ist der diastolische Blutdruckwert, über 95 mmHg liegt. Die Maßeinheit mmHg steht für Millimeter der Quecksilbersäule und bezieht sich auf historische Blutdruckmessgeräte, in deren Messanzeigen Quecksilber verwendet wurde. Von grenzwertigem Hochdruck spricht man, wenn obere Druckwerte zwischen 140 und 160 mmHg und untere Druckwerte zwischen 90 und 95 mmHg gemessen werden. Die Diagnose einer Bluthochdruckerkrankung (Hypertonie) wird von einem Arzt nach mehrfacher Blutdruckkontrolle über einen längeren Zeitraum gestellt.

Regelmäßig Blutdruck messen

Hoher Blutdruck schädigt die Gefäßwände und leitet arteriosklerotische Umbauvorgänge in den Gefäßen ein. Jeder sollte über seine Blutdruckwerte Bescheid wissen und jede Gelegenheit zur Blutdruckmessung – beim Apotheker, Hausarzt, in Schulen oder durch Selbstmessung – nutzen. Häufig allerdings können Ärzte die genaue Ursache einer Hochdruckkrankheit nicht herausfinden. In den meisten Fällen geht die Hochdruckkrankheit jedoch auf einen falschen, ungesunden Lebensstil zurück. Zu wenig Bewegung, zu reichliches, schlecht verträgliches Essen, zu viel Alkohol und das Rauchen. Hochdruckkranke haben selten massive Beschwerden, deshalb ist die Dunkelziffer der Erkrankten ohne Behandlung sehr hoch. Es ist jedoch äußerst wichtig, dass jede Hochdruckkrankheit behandelt wird.

Medikamentöse Behandlung von Bluthochdruck

Die Therapie der Hochdruckkrankheit ist eine Dauerbehandlung. Viele wirksame Arzneimittel mit unterschiedlichen, blutdrucksenkenden Wirkstoffen (z. B. Kalziumantagonisten, ACE-Hemmer, Beta-Blocker) stehen zur Verfügung. Die Kontrolle und Behandlung der Hochdruckkrankheit gehört in die Hand des Arztes. Jede Bluthochdrucktherapie sollte regelmäßig nach den Vorgaben des Therapeuten durchgeführt werden.

Entspannung und gesunde Lebensführung

Auch psychischer Stress lässt den Blutdruck ansteigen – vermeiden Sie deshalb Dauerstress, und sorgen Sie für ausreichende Entspannung. Neben blutdrucksenkenden Arzneimitteln können zusätzliche natürliche Therapiemaßnahmen die Höhe des Blutdrucks günstig beeinflussen: Bäder und Kneippanwendungen können die Gefäßmuskulatur trainieren, Kräutertees (Weißdorn, Mistel, Lindenblüten u. a.) wirken entspannend, beruhigen und beeinflussen den Blutdruck ebenfalls günstig. Am wichtigsten ist jedoch die Veränderung des ungesunden Lebensstils: mehr Bewegung, ausgewogene und vollwertige Ernährung sowie der Verzicht auf gefäßschädigende Genussgifte.

Frauen, die rauchen und eine Antibabypille einnehmen, tragen ein 20fach erhöhtes Infarktrisiko!

Rauchen begünstigt Arterienschäden

Raucher erkranken statistisch betrachtet in deutlich erhöhter Anzahl an arteriellen Verschlusskrankheiten, koronarer Herzkrankheit, Herzinfarkt, Lungen- und Bronchialkrebs. Wer das Rauchen aufgibt, beugt wirksam Herz-Kreislauf-Erkrankungen und peripheren arteriellen Gefäßerkrankungen vor, besonders an den Beinen – etwa dem Raucherbein und der Schaufensterkrankheit. Das intermittierende Hinken (Claudicatio intermittens) ist eines der Hauptsymptome der arteriellen Verschlusskrankheit bei Rauchern – fast die Hälfte aller Patienten mit arterieller Verschlusskrankheit sind Raucher.

Rauchen ist einer der gefährlichsten Risikofaktoren für Herz-Kreislauf-Erkrankungen. Daher gilt: Geben Sie das Rauchen auf. Fangen Sie erst gar nicht an zu rauchen. Meiden Sie Orte, wo geraucht wird.

Rauchen verändert den Stoffwechsel

Rauchen begünstigt durch verschiedene schädliche Gefäßeffekte die Entwicklung einer frühzeitigen und raschen Arteriosklerose. Die ungünstigen LDL-Blutfettwerte steigen und die günstigen HDL-Blutfettwerte sinken bei Rauchern ab. Rauchen reizt die Aktivität des unwillkürlichen Nervensystems und begünstigt die Ausschüttung von Stresshormonen, die den Blutdruck steigern und die Blutgefäße verengen. Kohlenmonoxid entzieht dem Blut lebenswichtigen Sauerstoff, macht die Blutkörperchen träge und fördert die Eindickung des Bluts. Auch die Gerinnungsbereitschaft des Bluts ist bei Rauchern erhöht – dies kann vor allem für rauchende Frauen, die die Pille nehmen, gefährlich sein, da die Thromboseneigung zunimmt und das Risiko eines Hirninfarkts stark ansteigt. Nikotinabstinenz normalisiert darüber hinaus die Hirndurchblutung und führt langfristig zu größerer geistiger Leistungsfähigkeit. Die meisten der etwa 4 000 Inhaltsstoffe des Zigarettenrauchs sind gefährliche Gefäßgifte (Nikotin, Kohlenmonoxid, freie Radikale) und fördern die Arteriosklerose.

Gestörter Fettstoffwechsel

Ausdauertraining, mäßiger Alkoholgenuss und Diät senken den LDL-Cholesterinspiegel.

Abnorm veränderte Blutfettwerte gelten neben Bluthochdruck und Rauchen als dritter wichtiger Risikofaktor für Gefäßerkrankungen, die zu Durchblutungsstörungen führen können. Fett wird im Blutplasma an Eiweißkörper gebunden, wobei die so genannten Lipoproteine entstehen. Es gibt Lipoproteine hoher Dichte (HDL) und niedriger Dichte (LDL), die mit dem Fettstoff Cholesterin verbunden sind. Da LDL-Cholesterin mit Zellen der arteriellen Blutgefäße reagieren kann und Fettablagerung an den Gefäßwänden fördert, spielt es für die Arterioskleroseentstehung eine wichtige Rolle – man bezeichnet LDL-Cholesterin deswegen auch als böses Cholesterin. HDL-Cholesterin hingegen wird als gutes Cholesterin bezeichnet, da es überflüssiges Cholesterin aufnehmen und sogar bereits bestehende Fettablagerungen an den Gefäßwänden abbauen kann. Erhöhte Werte von Lipopro-

tein a, einem weiteren Blutfett, gelten neueren Forschungsergebnissen zufolge als wichtiger Risikofaktor für Herzinfarkt, Angina pectoris und Schlaganfall. Ist der Lipoprotein-a-Spiegel im Blut höher als 30 Milligramm pro Deziliter, steigt das Herzinfarktrisiko deutlich an.
Bei Erwachsenen bis zum 30. Lebensjahr sollte der Cholesterinspiegel nicht höher als 180 Milligramm pro Deziliter (mg/dl) sein – Cholesterinwerte über 200 Milligramm pro Deziliter bei über 30-Jährigen gelten als zu hoch und sollten behandelt werden. Die empfohlene Höhe der Blutfettwerte wird heute entsprechend bereits vorliegender Risikofaktoren wie einer koronaren Herzkrankheit unterschiedlich bewertet – der Arzt kann den für den Patienten optimalen Blutfettwert durch Bestimmung des Risikoprofils herausfinden.

Die wirkungsvollsten nichtmedikamentösen Behandlungen zur Normalisierung der Blutfettwerte sind Gewichtsabnahme bei Übergewicht und eine Änderung der Nahrungsfette.

Regelmäßige Kontrolle der Blutfettwerte

Blutfettwerte wie die Triglyzerid- und Cholesterinkonzentration sowie das Verhältnis von LDL- zu HDL-Cholesterin sollten bei Erwachsenen mindestens alle fünf Jahre kontrolliert werden, um ein mögliches Gefäßrisiko frühzeitig zu erkennen. Die Blutfettuntersuchung wird im nüchternen Zustand durchgeführt.

Risikoverdächtige Fettwerte im Blut

- Leicht erhöhtes Risiko: Gesamtcholesterin 200 bis 300 mg/dl, keine weiteren Risikofaktoren
  Zielwert: 195 bis 230 mg/dl Gesamtcholesterin und 155 bis 175 mg/dl LDL-Cholesterin
- Mäßig erhöhtes Risiko: Gesamtcholesterin 200 bis 300 mg/dl, ein weiterer Risikofaktor oder HDL-Cholesterin kleiner 39 mg/dl
  Zielwert: 195 mg/dl Gesamtcholesterin und 135 bis 155 mg/dl LDL-Cholesterin
- Stark erhöhtes Risiko: Gesamtcholesterin größer als 300 mg/dl oder Gesamtcholesterin 200 bis 300 mg/dl plus zwei weitere Risikofaktoren oder Gesamtcholesterin 200 bis 300 mg/dl plus ein ausgeprägter Risikofaktor
  Zielwert: 175 bis 195 mg/dl Gesamtcholesterin und 115 bis 135 mg/dl LDL-Cholesterin

Cholesterin in Lebensmitteln

Angaben in Milligramm pro 100 Gramm Lebensmittel

Kalbshirn	2 150 mg
Butter	280 mg
Austern	260 mg
Schweineleber	250 mg
Sahne	109 mg
Bockwurst	100 mg
Camembert (50 %)	93 mg
Kalbfleisch	90 mg
Schmelzkäse (45 %)	82 mg
Brathähnchen	75 mg
Gänsebraten	70 mg
Lachs	60 mg
Quark (40 %)	37 mg
Vollmilch	11 mg
Quark (10 %)	1 mg
Kartoffeln	0 mg
Äpfel	0 mg
Brötchen	0 mg

Gutes Cholesterin begünstigen

Wenn Lipoprotein a und LDL-Cholesterin gemeinsam erhöht sind, verfünffacht sich die Gefahr einer Arteriosklerose. HDL-Cholesterin-erhöhend, d. h. günstig, wirken Östrogene, mäßiger Alkoholgenuss, körperliches Ausdauertraining, Gewichtsabnahme sowie bestimmte Arzneimittel (Fibrate). Ungünstig auf die Gefäße, d. h. HDL-Cholesterinsenkend, wirken männliche Geschlechtshormone, die Antibabypille, Fettsucht, zuckerreiche Ernährung, Zigarettenrauchen und manche harntreibenden Arzneimittel (Diuretika).

Die Kombination von richtiger Ernährung und gezielter Vitaminzufuhr kann dazu beitragen, dass sich Gefäßschäden zurückbilden.

Ernährung, die Fettwerte senkt

Liegen zu hohe Fettwerte im Blut vor, sollte zunächst die Ernährung umgestellt werden. Folgende Maßnahmen sind sinnvoll:

- Abbau von Übergewicht
- Einschränkung der Alkohol- und Zuckerzufuhr
- Beschränkung der Gesamtfettaufnahme auf ein Drittel der Gesamtkalorien
- Erhöht mehrfach ungesättigte Fettsäuren (in Pflanzenfetten und -ölen) zuführen, gesättigte Fette verringern

▶ Cholesterinaufnahme pro Tag auf 300 Milligramm beschränken
▶ Zwei- bis dreimal pro Woche Fisch essen
▶ Faserstoffanteil in der Nahrung erhöhen

Studien haben gezeigt, dass das Arterioskleroserisiko bei Vegetariern deutlich niedriger ist, als bei Menschen, die regelmäßig Fleisch und Wurstwaren essen. Weltweit gilt heute ein eingeschränkter Fleischverzehr in Bezug auf das Gefäßrisiko als wünschenswert. Demnach kann man sich am besten vor Arteriosklerose schützen, wenn man sich mit einer gemischten Kost ernährt, sich regelmäßig körperlich bewegt, nur mäßig Alkohol konsumiert und nicht raucht.

Die wichtigste Maßnahme bei übergewichtigen Patienten mit zu hohen Blutfettwerten ist die Verringerung oder Normalisierung des Körpergewichts. Schon allein dadurch sinkt der Blutdruck, die Harnsäurewerte normalisieren sich und der Zuckerstoffwechsel verbessert sich.

Weitere Helfer gegen zu hohe Fettwerte

Neben einer allgemeinen Veränderung des Lebensstils und der Ernährungsgewohnheiten können noch andere Maßnahmen zur Senkung der Blutfettwerte und des Gefäßrisikos beitragen:

▶ Fischöl: Es ist seit langem bekannt, dass der Verzehr von Seefisch vor Herzinfarkt schützen kann. Fische besitzen einen hohen Anteil ungesättigter Fettsäuren. Diese senken die Blutfettwerte und verbessern den Blutfluss in den Gefäßen. Empfehlenswert sind mehrere Fischmahlzeiten pro Woche, wobei gekochte und gedünstete Zubereitungen vorgezogen werden sollten. Fischölkapseln senken erhöhte Triglyzeridwerte, beeinflussen aber das Gesamtcholesterin kaum. Sie sind als Zusatztherapie geeignet.

▶ Knoblauch: Dieses alte Volksheilmittel senkt erhöhte Blutfettwerte, führt zu einer milden Blutdrucksenkung und verbessert die Fließfähigkeit des Bluts. Auch hochdosiertes Knoblauchpulver und Knoblauchdragees wirken bei regelmäßiger Einnahme vorbeugend gegen Arteriosklerose.

▶ Kombucha: Eine sechsmonatige Trinkkur mit einem chinesischen Heiltee aus dem Kombuchapilz senkt ebenfalls bei manchen Patienten erhöhte Blutfettwerte.

▶ Vitamine: Frisches Obst und Gemüse verringert das Risiko für Tumor- und Herz-Kreislauf-Erkrankungen. Man nimmt an, dass vor allem antioxidativ wirkende Nährstoffe wie die Vitamine A, C, E,

Selen, das Koenzym Q10 und Karotinoide die für die Gefäße schädlichen freien Radikale abfangen. Wer raucht, hat einen deutlich erhöhten Vitaminbedarf.

▶ Ballaststoffe: Ballaststoffe sind stark quellende unverdauliche Substanzen, die meist in Pflanzenfasern enthalten sind. Solche in Obst und Gemüse enthaltenen Stoffe (Pektine, Guar, Lignin u. a.) wirken cholesterinsenkend. Verschiedene Ballaststoffe zusammen mit viel Flüssigkeit senken den Cholesteringehalt des Bluts deutlicher als etwa nur Leinsamen allein. Auch Walnüsse und Haferflocken verringern den Cholesterinspiegel.

▶ Ausdauertraining: Krankhaft erhöhte Blutfettwerte können durch Ausdauertraining wirksam gesenkt werden. Geeignete Sportarten sind vor allem Wandern, Joggen, Schwimmen, Rad fahren und Skilanglauf – man sollte aber mindestens dreimal pro Woche 30 Minuten trainieren.

Besonders viel Vitamin C enthalten Papayas, Orangen, Brokkoli, Rosenkohl, Grapefruits, Kiwis und Blumenkohl. Karotinoide liefern dunkelgrüne und gelborangefarbene Gemüse und Früchte wie Karotten, Tomaten, Spinat, Kürbis, Mangos, Papayas, Aprikosen, Brokkoli und Paprika.

Lipidsenkende Ernährung

▶ **Fett**	Fett sollte insgesamt beschränkt werden
▶ **Fleisch**	Huhn, Truthahn, Kalb, Kaninchen, Wild
▶ **Milch/Käse**	Entrahmte Milch, fettarme Käse (Hüttenkäse, Quark etc.)
▶ **Fisch**	Weißer Fisch (Scholle), fetthaltiger Fisch (Lachs)
▶ **Obst/Gemüse** frisch/tiefgefroren	Erbsen, Bohnen, Mais, Kartoffeln (mit Schale), frisches Obst, Trockenfrüchte
▶ **Nüsse**	Walnüsse, Kastanien, Macadamianüsse
▶ **Getreide**	Vollkornmehl, -brot, -flocken, -nudeln, Hafer-, Getreidemehl, Hafergrütze, Mais, ungeschälter Reis, Knäckebrot
▶ **Dessert**	Fettarmer Pudding, Sorbet, Magermilchpudding, fettarmer Joghurt, fettarme Saucen
▶ **Getränke**	Tee, Kaffee mit fettarmer Milch, Mineralwasser, zuckerfreie Limonaden und Fruchtsäfte, klare Suppen, alkoholfreies Bier
▶ **Süßigkeiten**	Zuckerfreie Süßstoffe
▶ **Gewürze**	Kräuter, Senf, Pfeffer, Essig

Letzte Hilfe – Arzneimittel

Wenn die Allgemeinmaßnahmen nicht zur gewünschten Senkung der Blutfettwerte führen, können ärztlich verordnete blutfettsenkende Substanzen sinnvoll sein. Heute setzt man bevorzugt Bezafibrat, Gemfibrozil und Fenofibrat sowie das Ionenaustauschharz Colestyramin ein. Darüber hinaus gibt es noch wirksame Cholesterinsynthesehemmer wie Lovastatin, Simvastatin und Pravastatin. Wirksame Arzneimittel können leider auch unerwünschte Nebenwirkungen verursachen – beraten Sie sich darüber auf alle Fälle mit Ihrem Arzt. Große Arzneimittelstudien haben nachgewiesen, dass Lipidsenker wirksam die Cholesterinwerte senken und das damit verbundene Gefäßrisiko verringern.

Zuckerkrankheit

Bei Zuckerkranken ist die Sterblichkeitsrate häufig durch gleichzeitig bestehende arteriosklerotische Gefäßveränderungen erhöht. Mehr als drei Viertel der Diabetiker sterben an den Folgen einer koronaren Herzkrankheit. Zweithäufigste Todesursache sind Durchblutungsstörungen des Gehirns und Nierenerkrankungen. In Deutschland leiden etwa eine Million Menschen an der Zuckerkrankheit (Diabetes mellitus), die auch von einer frühzeitigen Arteriosklerose bedroht sind. Vor allem in den kleinsten Schlagadern kommt es zu Gefäßveränderungen, die man auch als Mikroangiopathie bezeichnet. Die Gefäße verdicken sich, das Blut fließt nicht mehr in der richtigen Geschwindigkeit, der Sauerstoffaustausch ist vermindert. Insbesondere die Netzhautarterien am Auge sind von einer solchen Mikroangiopathie bedroht. Durchblutungsstörungen der Augenarterien können zur Verschlechterung des Sehvermögens und sogar zur Erblindung führen. Darüber hinaus kommt es bei Diabetikern durch Störungen in den kleinsten Blutgefäßen leicht zu hartnäckigen Geschwüren mit absterbendem Gewebe, die gefürchtete diabetische Gangrän (Gefäßentzündungen an den Armen oder Beinen).

Zuckerkranke sollten in jedem Fall zuerst Übergewicht abbauen, den Zuckerstoffwechsel optimal kontrollieren und andere Arterioskleroserisikofaktoren (Rauchen, Bluthochdruck) ausschalten.

Tödliches Trio

Manche Patienten leiden gleichzeitig an einem erhöhten Blutdruck, einer Fettstoffwechselstörung mit Übergewicht und einer Zuckerkrankheit – die Medizin bezeichnet diesen Krankheitszustand als metabolisches Syndrom. Das Zusammentreffen dieser drei Erkrankungen gefährdet Betroffene ganz besonders für eine arteriosklerotische Gefäßkrankheit.

Harnsäure und Gicht

Wenn der Arzt von Hyperurikämie spricht, befindet sich zu viel Harnsäure im Blut. Daraus kann sich eine Gicht entwickeln. Hohe Harnsäurewerte begünstigen die Gefäßverkalkung und können langfristig vor allem in den Unterschenkelarterien zu Durchblutungsstörungen und Gefäßverschlüssen führen. Gicht verursacht schmerzhafte Anfälle an kleinen Gelenken der Hände und Füße. Zur Therapie werden harnsäuresenkende Mittel eingesetzt.

Gichtpatienten sollten pro Tag mindestens 2,5 Liter Flüssigkeit aufnehmen, damit die Nieren gut durchgespült werden und die erhöhte Neigung zur Nierensteinbildung vermindert wird.

Genuss mit Risiko

Übergewicht

Jeder dritte Deutsche hat Übergewicht. Fettsucht bzw. Adipositas allein ist zwar kein unabhängiger Gefäßrisikofaktor – wird das Normalgewicht jedoch um mehr als ein Fünftel überschritten, steigt die Gefahr für Gefäßerkrankungen und Herzinfarkt an. Bei etwa 90 Prozent der Übergewichtigen liegen mehrere Risikofaktoren vor: Bluthochdruck, Fettstoffwechselstörung, Zuckerkrankheit oder Gicht. Übergewicht gilt als Schrittmacher für eine Erhöhung des Gefäßrisikos, als Potenzierung des Risikofaktors. Ist die vermehrte Fettanhäufung im Bauchbereich vererbt, kann sich die Möglichkeit eines gefährlichen metabolischen Syndroms erhöhen.

Habe ich Übergewicht?

Früher errechnete man das Normalgewicht in Kilogramm, indem man von seiner Körpergröße in Zentimeter den Wert 100 abzog.

Wer 170 Zentimeter groß war, durfte also 170 minus 100 = 70 Kilogramm wiegen.

Heute orientiert man sich am so genannten Bodymass-Index (BMI), der nach einer etwas komplizierteren Formel berechnet wird, jedoch das individuelle Wohlfühlgewicht stärker berücksichtigt: BMI = Körpergewicht (in Kilogramm) : Körpergröße^2 (in Meter).

Liegt Ihr Bodymass-Index zwischen 20 und 25, brauchen Sie sich keine Sorgen zu machen. Überschreitet der BMI den Wert von 30, sollten Sie ernsthaft bemüht sein, Ihr Gewicht zu reduzieren.

Stärkungsmittel Alkohol?

Alkohol galt lange Zeit als Heilmittel bei Kreislaufstörungen – er schützt jedoch nicht vor Arteriosklerose. In Maßen getrunken besitzt Alkohol aber zumindest keine schädlichen Wirkungen auf den Organismus. Medizinisch wird eine Höchstmenge von einem viertel bis einem halben Liter Wein täglich als verträglich eingestuft. Übermäßiger Alkoholkonsum hingegen kann die Leber schädigen. Bei gewohnheitsmäßigen Trinkern verdreifacht sich die Gefahr für tödliche Schlaganfälle. Darüber hinaus erhöht zu viel Alkohol auch das Risiko, an Bluthochdruck zu erkranken. Regelmäßiger beschränkter Alkoholgenuss beeinflusst jedoch die Höhe der Blutfettwerte und die Fließfähigkeit des Bluts günstig. Diabetiker und Übergewichtige müssen vorsichtig mit alkoholischen Getränken sein. Wer gewohnheitsmäßig Alkohol konsumiert, sollte auf eine vitaminreiche Ernährung achten. Die Wissenschaft ist sich in der Abwägung von Nutzen oder Schaden des Alkohols noch nicht einig: Das französische Paradox, dass in Frankreich viel Wein getrunken wird, aber nur wenige Menschen an Arteriosklerose erkranken, gibt immer noch Rätsel auf. Fest steht, dass sich Rotwein günstig auf die Gefäße auswirkt.

Bei regelmäßigem Konsum von einer Flasche Wein (ca. 70 Gramm reiner Alkohol) pro Tag kann sich eine dauernde Blutdrucksteigerung um ca. 10 mmHg systolisch und 5 mmHg diastolisch einstellen.

Als optimale Alkoholdosis gilt derzeit eine Menge von höchstens fünf Gramm Alkohol pro Tag.

In Maßen gut verträglich – Kaffee

Wissenschaftliche Untersuchungen haben gezeigt, dass aufgebrühter Kaffee das böse LDL-Cholesterin im Blut erhöhen kann – besser verträglich ist offensichtlich Filterkaffee. Mäßiger Kaffee- und Teekonsum wirkt überwiegend günstig auf den Kreislauf und wird meist auch von gefäßkranken Patienten gut vertragen.

Herzschädigend – Drogen

Nach Ansicht amerikanischer Experten muss Kokain als unabhängiger Risikofaktor für Herz-Kreislauf-Erkrankungen betrachtet werden – häufig entsteht in Verbindung mit Alkohol ein tödlicher Cocktail. Kokainkonsum erhöht die Gefahr für Angina pectoris, Herzinfarkt, Herzrhythmusstörungen, Entzündungen am Herzen, Thrombosen und Schlaganfälle.

Mäßiger Genuss von Alkohol und Kaffee kann sich günstig auf Herz-Kreislauf-Erkrankungen auswirken. Extremste Risikofaktoren sind Drogen und Zigaretten.

Weitere Risikofaktoren

Dickes Blut

Wenn sich zu viele feste Stoffe und rote Blutkörperchen im Blut befinden, verdickt sich das Blut und fließt schlechter. Der Anteil roter Blutkörperchen am Blutvolumen wird als Hämatokrit bezeichnet und kann gemessen werden – steigt dieser Wert stark an, verschlechtert sich die Fließeigenschaft des Bluts. Dickes Blut erhöht die Gefahr eines plötzlichen Herztodes, Hirninfarkts und peripherer Verschlüsse von Arterien. Das beste Mittel gegen dickes Blut ist ein Aderlass.

Stress und die Managerkrankheit

Zu viel Stress, vor allem Dauerstress, erhöht mit großer Wahrscheinlichkeit die Herzinfarktgefahr. Besonders ehrgeizige, ungeduldige, streitbare Persönlichkeiten mit Neigung zu Feindseligkeit und

Aggressivität, die ständig unter Zeitdruck stehen, neigen zu einem erhöhten Arterioskleroserisiko. Keine Seltenheit sind Menschen mit zwanghaften Verhaltensweisen, so genannte Typ-A-Persönlichkeiten. Herz-Kreislauf-Erkrankungen wie die koronare Herzkrankheit wurden früher häufig bei stressbelasteten Managern beobachtet und hatten deshalb im Volksmund auch den Namen »Managerkrankheit«. Heute sind Herz-Kreislauf-Erkrankungen, bedingt durch gesellschaftliche Veränderungen sowie gewandelte Ernährungsgewohnheiten und Verhaltensweisen, in allen sozialen Schichten zu finden.

Bewegung schützt die Gefäße

Vermehrte körperliche Aktivität und Sport wirken gesundheitsfördernd und lebensverlängernd – das wussten schon die alten Griechen. Regelmäßiges körperliches Training schützt vor Arteriosklerose, insbesondere vor der koronaren Herzkrankheit. Körperliches Konditionstraining verringert die Herzinfarktgefahr deutlich, senkt die Blutfettwerte, schützt vor einer Bluthochdruckerkrankung und Diabetes mellitus, verbessert die Fließeigenschaft des Bluts und erhöht die psychische Stabilität, das Selbstbewusstsein, die körperliche Belastbarkeit sowie die geistige Leistungsfähigkeit.

Inaktivität und Bewegungsmangel machen krank. Bewegen Sie sich regelmäßig körperlich, oder treiben Sie Sport – das hält Sie bis ins Alter fit und gesund!

Hormontherapien

Empfängnisverhütungsmittel (z.B. die Pille) steigern bei Raucherinnen das Risiko für eine Gefäßkrankheit dramatisch, die Blutgerinnung wird ungünstig beeinflusst und das Thromboserisiko nimmt zu. Frauen über 35 Jahre, die rauchen, übergewichtig sind oder zu hohen Blutdruck haben, sollten auf eine andere Form der Empfängnisverhütung ausweichen. Für Frauen mit koronarer Herzkrankheit ist die Pille verboten! Wenn Frauen in den Wechseljahren mit Hormonen wie z. B. Östrogen-Gestagen-Kombinationen behandelt werden, überwiegt der Nutzen gegenüber möglichen Herz-Kreislauf-Risiken. Die Hormontherapie in den Wechseljahren senkt u.a. die Gefahr für eine Alzheimerdemenz und für Knochenschwund (Osteoporose).

Der übermäßige Konsum von Lebensmittel- und Genussgiften kann Gefäßrisiken, von leichten Durchblutungsstörungen in Beinen und Armen bis hin zu Herzinfarkt und Schlaganfall, fördern.

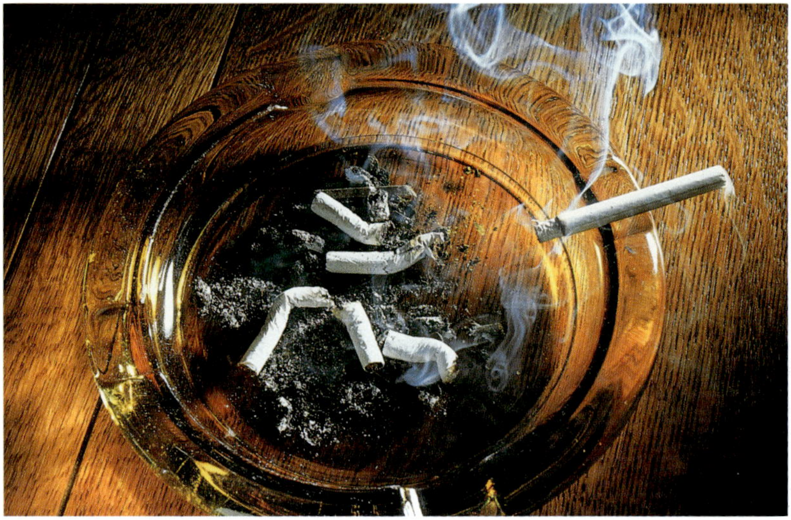

Fibrinogen verdickt das Blut

Fibrinogen ist eine Vorstufe des Blutgerinnungsstoffs Fibrin. Befindet sich zu viel Fibrinogen im Blut, steigt das Risiko für Durchblutungsstörungen in den Beinen sowie für Herzinfarkt und Schlaganfall. Die Fließeigenschaften des Bluts verschlechtern sich, und das Blut neigt zur Verdickung und Verklumpung. Zigarettenrauchen und die Pille erhöhen den Fibrinogenspiegel im Blut. Körperliche Aktivität, fettarme Ernährung und Arzneimittel (Fibrate) senken das erhöhte Vorkommen von Fibrinogen im Blut.

Azetylsalizylsäure hilft die Fließeigenschaften des Bluts im grünen Bereich zu halten. Leider schlägt die Substanz vielen auf den Magen. Es kann zu Magenproblemen und spontanen Magenblutungen kommen.

Blutplättchen verklumpen sich

Untersuchungen haben gezeigt, dass die regelmäßig erhöhte Anzahl von Blutplättchen (Thrombozyten) im Blut auch das Risiko für tödliche Herz-Kreislauf-Erkrankungen steigert. Vor allem Raucher haben zu viele Blutplättchen im Blut. Sind die Thrombozytenwerte häufig zu hoch, kann die Einnahme des Wirkstoffs Azetylsalizylsäure (enthalten z. B. in Aspirin) sinnvoll sein – dieses Mittel schützt vor Verklumpung der Blutplättchen.

Homozystein erhöht die Arteriosklerosegefahr

Zunehmend wird auch die bislang nur wenig beachtete Erhöhung von Homozystein im Blut als Herz-Kreislauf-Risikofaktor betrachtet. Homozystein ist eine Eiweißsubstanz, die mit einer erhöhten Arteriosklerosegefahr in Verbindung gebracht wird. Bei Gesunden sind hohe Homozysteinkonzentrationen im Blut selten – bei Gefäßkranken hingegen häufig. Homozysteinämie kann angeboren oder durch Vitamin-B-Mangel verursacht sein. Mit Vitamin B6, B12 und Folsäure kann dieses Risiko erfolgreich ausgeschaltet werden. Diese Vitamine sind u. a. enthalten in Kartoffeln, Getreideprodukten und Erzeugnissen aus Weizen, Zitrusfrüchten, Trinkmilch oder Fisch.

Leider ist die Nahrungszusammensetzung nicht immer ausgewogen. Daher ist bei vielen Menschen der Homozysteinspiegel im Blut zu hoch.

Vielleicht gefährlich – weiches Wasser

Ob Wasser geringer Härte tatsächlich zu einem Gefäßrisiko beiträgt, ist nicht vollkommen geklärt. Weiches Wasser enthält weniger Magnesium, ein wirksames Mittel gegen Herzrhythmusstörungen.

Durchblutungsstörungen in den Beinarterien

Zu den häufigsten Erkrankungen der arteriellen Gefäße zählen Verschlusskrankheiten der Extremitäten, insbesondere der Beine. Die Medizin bezeichnet diese Erkrankung als periphere arterielle Verschlusskrankheit (PAVK). Ursache der Krankheit sind arteriosklerotische Einlagerungen in den Gefäßen, die den Gefäßdurchmesser verengen oder die Gefäße sogar verschließen können. Man schätzt, dass in Deutschland aufgrund arterieller Durchblutungsstörungen bis zu 35 000 Beine amputiert werden müssen. Wer an einer PAVK leidet, muss damit rechnen, innerhalb der nächsten fünf Jahre zu sterben. Insgesamt ist die Lebenserwartung um zehn Jahre verkürzt – drei Viertel der Betroffenen sterben an den Folgen von Herz-Kreislauf-Erkrankungen wie Schlaganfall oder Herzinfarkt.

Patienten mit Raucherbein bzw. peripherer arterieller Verschlusskrankheit sind auch von anderen arteriosklerotischen Erkrankungen bedroht: der koronaren Herzkrankheit und dem Schlaganfall.

Von der Schaufensterkrankheit zum Raucherbein

Die Bezeichnung »Schaufensterkrankheit« kommt daher, dass Patienten mit Durchblutungsstörungen der Beinarterien Schmerzen beim Gehen haben und deshalb häufig stehen bleiben müssen – ähnlich wie beim Schaufensterbummel. Durchblutungsstörungen der Beine werden durch die folgenden Risikofaktoren gefördert: Zigarettenrauchen, hohe Blutfettwerte, Zuckerkrankheit, Bluthochdruck, Gicht, zu hohe Fibrinogenwerte im Blut, Bewegungsmangel, Stress und erbliche Veranlagung. Bei den meisten Betroffenen sind ein oder mehrere Risikofaktoren nachweisbar.

Vier Stadien der arteriellen Verschlusskrankheit

- Stadium I: Die Patienten sind beschwerdefrei. Die Beine können sich kalt anfühlen. Häufig wird dieses Stadium zufällig bei einer ärztlichen Untersuchung entdeckt. Impotenz oder Erektionsstörungen bei Männern können erste Anzeichen für eine arterielle Durchblutungsstörung darstellen.
- Stadium II: Die Patienten haben beim Gehen krampfartige Schmerzen in den Waden. Sie müssen häufig stehen bleiben, bis die Schmerzen nachlassen. Die Schmerzen beruhen auf einem Nährstoffmangel im mit Blut unterversorgten Gewebe. Man spricht auch vom intermittierenden Hinken (Claudicatio intermittens). Liegt Ihre schmerzfreie Gehstrecke bei mehr als 200 Meter, befinden Sie sich im Stadium IIa. Stadium IIb beginnt bei einer schmerzfreien Gehstrecke von weniger als 200 Meter.
- Stadium III: Die Patienten leiden bereits im Ruhezustand oder im Liegen an Beinschmerzen. Die Haut des betroffenen Fußes kann weißlich oder farblos aussehen. Mitunter weisen sie auch glänzende Rötungen auf.
- Stadium IV: Die Patienten leiden an Geschwüren, die schlecht abheilen. Einzelne Zehen oder der ganze Fuß können sich schwarz verfärben, und das Bein muss möglicherweise amputiert werden (so genanntes Raucherbein).

Eine arterielle Verschlusskrankheit erkennen

Arterielle Durchblutungsstörungen werden vom Arzt im Patientengespräch sowie durch Tastung (Palpation) der Fußpulse und Abhören der Arterien diagnostiziert. Darüber hinaus gibt es noch apparative Methoden, um Durchblutungsstörungen nachzuweisen: Oszillografie, Ultraschalldoppler- sowie Duplex-Ultraschall-Untersuchungen der betroffenen Gliedmaße. Bei der Angiografie wird ein Kontrastmittel gespritzt und anschließend die Becken-Bein-Arterien im Röntgenbild dargestellt.

Rauchen ist der wichtigste Risikofaktor der peripheren arteriellen Verschlusskrankheit – geben Sie das Rauchen auf, auch wenn es schwer fällt!

Durchblutungsstörungen verhindern

Ein körperlich aktives Leben mit viel Bewegung ist die wirksamste Vorbeugung gegen Durchblutungsstörungen.

▶ Bewegung: Lassen Sie keine Gelegenheit aus, die Beine zu bewegen. Gehen Sie jeden Tag so viel wie möglich zu Fuß, benutzen Sie keine Aufzüge, sondern Treppen. Wenn bereits eine Schaufensterkrankheit vorliegt, sollten ein konsequentes, regelmäßiges Gehtraining und ein Gymnastikprogramm durchgeführt werden. Besonders gut ist ein Intervalltraining, das an die Schmerzen in den Beinen angepasst ist. Sie können sich auch einer Gefäßsportgruppe anschließen, die es in vielen Orten gibt.

▶ Rauchen aufgeben: Zigarettenrauchen gilt als der wesentliche Risikofaktor für eine periphere arterielle Verschlusskrankheit. Untersuchungen haben gezeigt, dass die Nikotinabstinenz in jedem Krankheitsstadium günstig wirkt. Dennoch fällt es den meisten Patienten schwer, von ihrem Laster abzulassen. Die Rückfallquote der Raucherentwöhnung ist hoch – ein Versuch lohnt aber immer.

▶ Ärztliche Hilfe: Suchen Sie in jedem Fall sofort einen Arzt auf, wenn Sie den Eindruck haben, dass Durchblutungsstörungen an den Beinen zu drohendem Absterben von Gewebe führen könnten. Sind bereits Entzündungen und Wunden sichtbar, ist eine sorgfältige Fußpflege mit Fußbädern und Wundversorgung notwendig.

Von der Weitung der Arterien bis zum Einsetzen eines Herzkatheters – mit Hilfe der modernen Chirurgie ist vieles möglich. Dennoch sollte man es auf keinen Fall zur Operation kommen lassen, wenn es sich irgendwie vermeiden lässt.

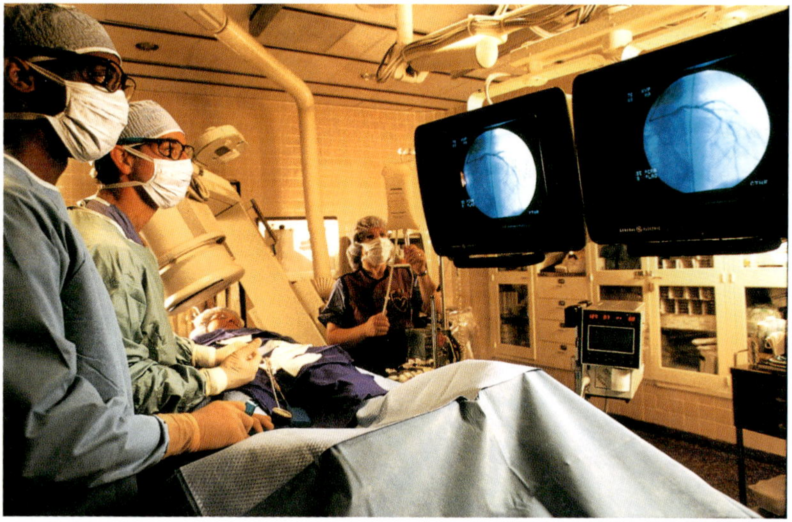

Arterien weiten und den Blutfluss verbessern

Die Medizin kennt zahlreiche Verfahren, um verengte oder verschlossene Arterien wieder durchgängig zu machen. Hierzu gehören Gefäßaufdehnungsmethoden (Angioplastien), Laserinstrumente und Gefäßstützen (Stents). Nachteil dieser Methoden ist, dass die Gefahr eines Wiederverschlusses des Gefäßes relativ groß und deshalb in der Regel eine gerinnungshemmende Nachbehandlung notwendig ist. In fortgeschrittenen Stadien der arteriellen Verschlusskrankheit kann möglicherweise sogar ein gefäßchirurgischer Eingriff, z. B. eine Überbrückung verschlossener Gefäßabschnitte (Bypass), notwendig sein.

Sobald der Blutfluss wiederhergestellt wird, verbessert sich die Beschaffenheit des Gewebes. Eventuell offene Stellen heilen rasch ab.

Angioplastie – das Gefäß dehnen

Seit mehr als 30 Jahren wird mittels der so genannten Ballondilatation oder perkutanen transluminalen Angioplastie (PTA) die Durchblutung in verengten oder verschlossenen Gefäßen wiederhergestellt. Ein Spezialkatheter wird zur betroffenen Gefäßenge gebracht und ein an der

Katheterspitze befindlicher Ballon aufgeblasen, wobei das Gefäß aufgedehnt und erweitert wird. Ein solches Verfahren gibt es auch speziell für die kleinen Herzkranzgefäße (PTCA). In Bein- und Beckenarterien wird die Angioplastie mit großem Erfolg eingesetzt – eine Amputation kann dadurch häufig abgewendet werden.

Atherektomie und Laserangioplastie – Ablagerungen entfernen

Bei einer Atherektomie werden Hindernisse, die sich im Gefäß abgelagert haben, entfernt. Dazu benützt man eine kleine Fräse, die sich an einer Katheterspitze befindet. Man spricht auch von Rotationsangioplastie. In der Laserangioplastie versucht man, verschlossene Gefäße mit Hilfe von Katheterlasern (PTLA) wieder zu öffnen. Der Erfolg dieser Methode blieb jedoch bislang hinter den Erwartungen zurück.

Alle Maßnahmen der Gefäßweitung und der Blutflussverbesserung erfordern auch nach ersten Behandlungserfolgen die ständige Überwachung durch den Arzt. Nach wie vor sinnvoll ist es, sein Leben und seine Ernährung bewusst zu gestalten und Risikofaktoren so weit wie möglich auszuschalten.

Stents stützen die Gefäße ab

Bei Verengungen oder Verschlüssen der Becken- und Oberschenkelarterien haben sich Gefäßstützen, die mit Hilfe von Kathetern in die Gefäße eingesetzt werden, bewährt. Sie werden Stents genannt. Die Stützen bestehen aus zusammengefalteten Drahtgeflechten, die an Ort und Stelle entfaltet werden und das Gefäß für das Blut durchgängig halten.

Blutgerinnsel auflösen

Haben sich in arteriellen Gefäßen frische Blutgerinnsel auf Fett- oder Kalkablagerungen gebildet, können diese mit speziellen Mitteln wieder aufgelöst werden. Man nennt solche Mittel Fibrinolytika oder Thrombolytika. Zur Auflösung der Ablagerungen werden in der Regel Streptokinase, Urokinase und t-PA eingesetzt. Vor allem bei Beckenarterienverschlüssen ist eine solche Behandlung erfolgversprechend. Diese Therapiemethode ist jedoch nicht ganz gefahrlos, da das Lysemittel die Blutgerinnung im ganzen Körper blockiert und deshalb während der Behandlung ein erhöhtes Blutungsrisiko besteht.

Deshalb darf eine derartige Therapie nicht bei angeborener oder erworbener Blutungsneigung, bei unkontrolliert hohem Blutdruck, nach größeren Operationen, bei Magengeschwüren und bei schweren entzündlichen Erkrankungen durchgeführt werden.

Medikamente, die den Blutfluss verbessern, beeinträchtigen die Gerinnungsfähigkeit; deshalb können bereits kleinere Wunden oder Verletzungen zu lang anhaltenden Blutungen führen. Gehen Sie im Zweifel auch mit einer kleineren Wunde zum Arzt.

Den Blutfluss verbessern

Bei Arteriosklerose ist die Fließgeschwindigkeit des Bluts verändert, wobei die Blutplättchen (Thrombozyten) für die in der Folge entstehenden Durchblutungsstörungen eine wichtige Rolle spielen. Gerinnungshemmende Medikamente und Mittel, die die Funktion der Thrombozyten hemmen, können deshalb auch bei Patienten mit peripherer arterieller Verschlusskrankheit eingesetzt werden.

- Azetylsalizylsäure (ASS): Wird ASS längere Zeit regelmäßig eingenommen, verbessert sich die schmerzfreie Gehstrecke bei Patienten mit Schaufensterkrankheit und fortschreitenden Gefäßverengungen oder -verschlüssen. Einer weiteren Ausbreitung der Arteriosklerose auf das Gefäßsystem kann mit ASS wirksam vorgebeugt werden.
- Vasoaktiva: Als Vasoaktiva werden Substanzen bezeichnet, die die Fließeigenschaften des Bluts verbessern und darüber hinaus die Gefäße erweitern. Diese Substanzen sollen vor allem auf die kleinsten Gefäße (Mikrozirkulation) wirken. Zeitweises Hinken kann mit Buflomedil, Naftidrofuryl und Pentoxifyllin günstig beeinflusst werden. Insbesondere Pentoxifyllin fördert die Durchblutung der Gliedmaßen und auch des Gehirns, ohne dass sich die Blutungsneigung erhöht. Bei Gefäßpatienten, die ein Gehtraining absolviert haben, verbesserten sich unter Pentoxifyllin die Beschwerden, und die Gehstrecke wurde deutlich länger.
- Ginkgo biloba: Zur Verbesserung der Durchblutung bei peripherer Verschlusskrankheit, aber auch bei Hörsturz, Ohrgeräuschen und Hirndurchblutungsstörungen wird sehr häufig der Extrakt des Ginkgobaums eingesetzt. Die Wirkstoffe von Ginkgo-biloba-Blättern verbessern die Fließeigenschaften des Bluts und die Verformbarkeit der roten Blutkörperchen, so dass auch kleinste Gefäße wieder durchgepumpt werden können. Wissenschaftliche Untersuchungen bestätigen die

Wirksamkeit dieses Pflanzenextrakts und zeigen, dass die schmerzfreie sowie die maximale Gehstrecke bei Gefäßverschlusspatienten deutlich zunimmt.

- Weißdorn (Crataegus): Weißdorn enthält Wirkstoffe, die herzkräftigend sind. Vor allem bei älteren Menschen können sie die Durchblutung der Herzkranzgefäße fördern und den Herzrhythmus stabilisieren. Auch wenn Weißdorn in Form von Tropfen oder Tee frei erhältlich ist, sollten Sie mit Ihrem Arzt besprechen, ob diese Therapie bei Ihnen sinnvoll ist.

Der Watteverband am von einem akuten Arterienverschluss betroffenen Bein bietet einen Schutz vor Verletzungen und verhindert Druckstellen.

Akuter Arterienverschluss

Wenn es zu einem akuten Verschluss einer Arterie im Bein kommt, liegt ein Notfall vor, der sofort ärztlich behandelt werden muss. Ein derartiger Verschluss entsteht, wenn ein Blutgerinnsel durch den Körper gespült wird, sich in einer Beinarterie festsetzt und dort eine Embolie mit Gefäßverschluss verursacht. Häufig entstehen derartige Thromben im Herz, vor allem wenn die Patienten an Herzrhythmusstörungen und Vorhofflimmern leiden oder wenn sich Gefäßausbuchtungen (Aneurysmen) gebildet haben. Eine akute Durchblutungsstörung kann aber auch im Beingefäß selbst entstehen, beispielsweise an den Aufzweigungen der Unterschenkelarterien sowie häufig an der Oberschenkel-, Becken- und Hauptschlagader.

Der akute Verschluss einer Beinarterie ist eine gefährliche Notfallsituation, die so schnell wie möglich im Krankenhaus behandelt werden muss, um eine drohende Amputation des Beines zu verhindern. Bis der Arzt kommt, sollten Sie Folgendes beachten:

- Was Sie tun sollten: Notarzt rufen, Bein tief lagern, Watteverband am betroffenen Bein anlegen
- Was Sie vermeiden sollten: Bein hoch lagern, Wärmeanwendung, durchblutungsfördernde Medikamente

Der Arzt wird zunächst gerinnungshemmende oder gerinnungsauflösende Medikamente spritzen und einen eventuellen Schock behandeln. Der Patient wird dann in der Klinik weiter versorgt.

Wie erkennt man Gefäßverschlüsse?

- Schmerzen
- Blässe
- Hautkälte
- Gefühlsstörungen
- Bewegungsunfähigkeit
- Pulsverlust

Das Winiwarter-Buerger-Syndrom

Der österreichische Arzt von Winiwarter und der amerikanische Arzt Leo Buerger berichteten zu Beginn dieses Jahrhunderts über eine eigenartige Form von absterbendem Fußgewebe (Gangrän) bei jungen Männern. Dieses Krankheitsbild wird Thrombangiitis obliterans genannt. Ursache sind Gefäßentzündungen an den Beinen oder Armen. Man vermutet, dass dieser Erkrankung eine Allergie gegen Inhaltsstoffe von Zigaretten zugrunde liegt.

Dafür spricht auch, dass heute zunehmend auch Frauen von dieser Krankheit betroffen sind – ein weiteres Argument dafür, das Rauchen aufzugeben oder Passivrauchen zu vermeiden! Typischerweise befällt die Krankheit Raucher unter 40 Jahren. Sie macht sich mit Kältegefühl, Kribbeln, Schmerzen an den Gliedmaßen oder auch Geschwüren bemerkbar. Vermutlich ist die Anlage für diese Erkrankung erblich. Das Winiwarter-Buerger-Syndrom wird in der Klinik behandelt. Gliedmaßenamputationen, die früher häufig notwendig waren, können heute in der Regel vermieden werden.

Um Durchblutungsstörungen vorzubeugen, sollte bei Diabetikern der Blutzucker optimal eingestellt sein. Darüber hinaus ist viel körperliche Bewegung und eine geeignete Ernährung empfehlenswert.

Der Zuckerfuß

Viele Zuckerkranke (Diabetiker) fürchten die bedrohliche Komplikation des »diabetischen Fußes«. Diabetiker erkranken deutlich häufiger an arteriellen Durchblutungsstörungen und der Schaufensterkrankheit und weisen ein hohes Amputationsrisiko auf. Zuckerkranke sollten sorgfältig auf alle Anzeichen von Durchblutungsstörungen achten, besonders aber auf Gefühlsstörungen am Bein oder ein verringertes Schmerzempfinden. Aus diesem Grund wurden in Deutschland in

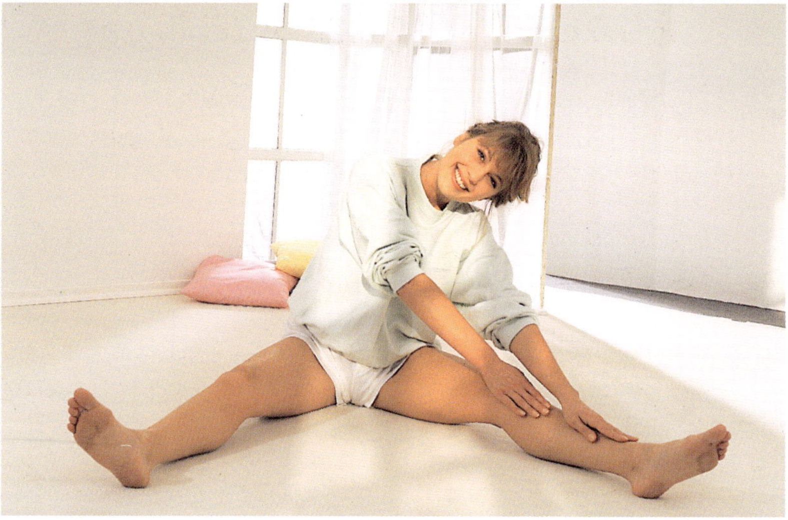

Durch gezielte und vor allem regelmäßige Gymnastik regt man nicht nur den Kreislauf an, sondern verbessert seine Durchblutung nachhaltig und beugt Gefäßerkrankungen auf natürliche Weise vor.

vielen Diabeteszentren so genannte Fußambulanzen eingerichtet. Der diabetische Fuß muss immer noch viel zu häufig amputiert werden, da die Durchblutungsstörung meist nicht rechtzeitig erkannt und richtig behandelt wird. Die Durchblutungsstörung des diabetischen Fußes kann oft nur schwer von einer Nervenstörung unterschieden werden. Bei rechtzeitiger Diagnose können diabetische Füße auch ohne Skalpell gut behandelt werden.

Maßnahmen bei diabetischem Fuß

Wichtigste Maßnahmen sind die Entlastung und Ruhigstellung des Fußes, die Wundsäuberung und antibiotische Therapie bei Infektionen sowie eine Begleitbehandlung mit Thioctsäure und Vitamin B. Eine Ozon- und Sauerstofftherapie am diabetischen Fuß brachte bislang keine überzeugenden Ergebnisse.

Diabetiker sollten ihre Füße, insbesondere auch die Zehenzwischenräume und die Sohlen, täglich untersuchen, waschen sowie eine Fußgymnastik durchführen. Geeignetes Schuhwerk hilft Verletzungen der Füße zu vermeiden. Verändert oder verfärbt sich die Haut an den Beinen ist ein Arztbesuch dringend zu empfehlen.

Die frühzeitige Arteriosklerose ist eine Begleiterscheinung der Zuckerkrankheit. Die Gefäße verhärten und verengen sich durch Einlagerungen in den Wänden.

Das 12-Punkte-Programm für gesunde Beine

Überprüfen Sie ein paar Tage lang, wie viel Sie trinken. Viele Menschen, die meinen, Sie trinken genug, nehmen gerade mal knapp einen Liter Flüssigkeit pro Tag zu sich. Am besten machen Sie es sich zur Gewohnheit, solange sie wach sind, jede Stunde eine Tasse oder ein Glas Flüssigkeit zu trinken. So kommen zwei bis drei Liter am Tag zusammen.

1 Schalten Sie Risikofaktoren aus! Eine ausgewogene und fettarme Ernährung hilft Ihnen, Übergewicht zu vermeiden oder abzubauen. Vollwertnahrung kann Sie vor Stoffwechselkrankheiten wie Gicht, Diabetes mellitus und krankhaft veränderten Fettwerten schützen.

2 Achten Sie auf Ihren Lebensstil! Rauchen Sie nicht. Lassen Sie regelmäßig den Blutdruck und gelegentlich die Blutfettwerte kontrollieren. Lassen Sie Bluthochdruck, erhöhte Blutfettwerte oder eine Zuckerkrankheit ärztlich behandeln. Stress belastet Herz und Kreislauf – sorgen Sie für Entspannung, und entwickeln Sie Ihr persönliches Antistressprogramm.

3 Trinken Sie viel! Mindestens zwei Liter Flüssigkeit pro Tag sorgen dafür, dass Ihr Blut flüssig bleibt und nicht zu dick wird.

4 Gehen ist die beste Medizin! Bewegen Sie sich regelmäßig und so oft wie möglich. Werden Sie sportlich aktiv. Treppensteigen, Schwimmen, Rad fahren und Tanzen sind gute Übungen für Ihre Beine. In einer Gefäßsportgruppe oder bei einem Physiotherapeuten können Sie spezielle Bewegungsübungen für die Beine erlernen.

5 Pflegen Sie Ihre Füße! Gönnen Sie sich eine professionelle Pediküre bei einer Kosmetikerin. Waschen Sie Ihre Füße häufig. Vermeiden Sie Verletzungen der Füße.

6 Tragen Sie bequemes Schuhwerk! Weiche, weite Schuhe beugen Durchblutungsstörungen vor. Tragen Sie Socken aus Baumwollmischgewebe, und wechseln Sie die Strümpfe täglich. Sorgen Sie für Fußbekleidung, die den klimatischen Anforderungen entspricht, die Füße warm und trocken hält, aber nicht drückt.

7 Kontrollieren Sie Ihre Füße regelmäßig! Achten Sie darauf, dass die Zehenzwischenräume und die Fußsohlen verletzungsfrei sind und sich keine Fußpilzerkrankungen bilden. Schützen Sie Ihre Füße vor Rötungen, Druckstellen und Schwielen.

8 Besonders Zuckerkranke müssen Ihre Füße sorgfältig beobachten! Bei ihnen ist die Gefahr von Durchblutungsstörungen besonders groß.

Achten Sie darauf, dass die Haut am Fuß und den Beinen nicht zu sehr austrocknet. Es gibt eine große Anzahl geeigneter Cremes, um das Rau- und Rissigwerden der Haut zu unterbinden.

9 Tragen Sie keine zu enge Kleidung! Hosen, Strumpfhosen, Strümpfe und Gürtel können, wenn sie zu eng anliegen, zu Durchblutungsstörungen führen.

10 Gönnen Sie Ihren Beinen frische Luft! Fußbäder, Wassertreten, Sonne und Luft sind auch eine Wohltat für Ihre Füße.

11 Beraten Sie sich im Zweifel mit Ihrem Hausarzt oder einem Facharzt (Angiologen)! Eine regelmäßige ärztliche Kontrolle und Behandlung ist sinnvoll, wenn Anzeichen einer Durchblutungsstörung der Beine vorliegen. Häufige Schmerzen beim Gehen oder Wunden am Bein sollten Anlass für einen Arztbesuch sein.

12 Lassen Sie sich nicht auf teure oder fragwürdige Therapien ein! Die beste und billigste Medizin gegen Durchblutungsstörungen in den Beinen ist immer noch das Gehen. Manche spezielle »natürliche« Therapieverfahren wie die Frischzellentherapie, Sauerstoff- und Ozontherapien oder eine Blutwäsche sind nicht nur kostspielig, sondern auch von zweifelhafter Wirksamkeit, gelegentlich sogar gefährlich.

Einem Raynaud-Syndrom beugt man am besten mit optimal vor Kälte schützender Kleidung vor. Auch aufsteigende warme Armbäder, Kurzwellenbestrahlungen, Faustschlussübungen sowie stressabbauende Maßnahmen wie Entspannungsübungen und autogenes Training sind zur Behandlung geeignet.

Durchblutungsstörungen der Armarterien

Seltener als die Beine sind die Arme und Hände von arteriellen Durchblutungsstörungen betroffen. Wenn die Versorgungsgefäße verengt sind und nicht mehr genügend Blut für die Gliedmaßen zur Verfügung steht, sind vor allem die Finger gefährdet.

Gefäßkrämpfe – das Raynaud-Syndrom

Vor mehr als 100 Jahren beschrieb der französische Arzt Maurice Raynaud eine Krankheit, bei der Durchblutungsstörungen an den Händen auftreten, die durch verengende Gefäßkrämpfe verursacht werden. Die Krankheit befällt in der Regel die Hände, gelegentlich jedoch auch die

Füße. Treten die Symptome allein auf, spricht man von einem primären Raynaud-Syndrom, zeigen sie sich zusammen mit einer anderen Erkrankung, liegt ein sekundäres Raynaud-Syndrom vor. Kälteeinwirkung, Erfrierungen, psychischer Stress, bestimmte Erkrankungen des Bluts (Thrombozytose, Polyzythämie) oder des Bindegewebes (rheumatoide Arthritis, Sklerodermie) sowie Vibrationen, z. B. von einem Presslufthammer, können Schmerzanfälle auslösen. Zunächst verfärben sich die Finger (oder Zehen) weiß, später bläulich – und nach dem Anfall sorgt die wieder einsetzende verstärkte Durchblutung für eine Rotfärbung. Raynaud-Attacken treten vorzugsweise im Winter auf und kommen bei Frauen doppelt so häufig vor wie bei Männern. Auch bestimmte Migränemittel (Ergotamin), die Antibabypille, Krebsmedikamente und Beta-Blocker können entsprechende Anfälle auslösen. Wenn sich nur in einem einzelnen Finger Arterien verkrampfen und der Finger blass wird, bezeichnet man dies als Leichenfinger (Digitus mortuus). Die Ursache des Raynaud-Syndroms ist unbekannt, die Störung selbst gutartig.

Auch Rauchen schränkt die Fähigkeit der Gefäße, sich zu entspannen, drastisch ein.

Frostbeulen und Erfrierungen

Viele kennen die Beschwerden, die bei anhaltender Kälteeinwirkung an Fingern, Zehen, der Nasenspitze und den Ohren auftreten: juckende, rotlila verfärbte und schmerzende Schwellungen. Frostbeulen entstehen dadurch, dass sich die kleinen Blutgefäße durch den Kältereiz verkrampfen. Diese Krämpfe treten an den Vorder- und Außenseiten der Unterschenkel sowie an den Rückseiten von Händen, Füßen, Fingern und Zehen auf. Frauen sind besonders anfällig für Frostbeulen. Diese heilen in der Regel ohne spezielle Therapie ab.

Durch eine extreme Engstellung oder den Verschluss von Arterien bei Kälteeinwirkung kommt es zu Erfrierungen, die auch zu Schäden an Haut, Muskeln und Nerven führen. Menschen mit Arteriosklerose zeigen wegen der von vornherein schlechteren Durchblutung der Gliedmaßen ein erhöhtes Risiko für Erfrierungen. In schweren Fällen kann sogar eine Amputation der betroffenen Glieder notwendig werden.

Wer sich im Winter oft längere Zeit im Freien aufhält sollte nicht vergessen, Finger, Zehen, Ohren und auch Nase vor der Kälte zu schützen. Besonders gefährlich wird es, wenn zusätzlich noch ein kalter Wind weht – dann sinkt die spürbare Temperatur noch um einiges.

Erste Hilfe bei Erfrierungen

- Heiße Getränke trinken
- Erfrorene Hände langsam aufwärmen, z. B. in den Achselhöhlen verbergen
- Nicht massieren
- Nicht mit Schnee abreiben
- Nicht direkt erwärmen oder erhitzen (mit warmem Wasser, Heizgeräten oder einem Fön)
- Auf keinen Fall mit erfrorenen Füßen umhergehen oder die betroffenen Gliedmaßen übermäßig bewegen

Arterienentzündungen

Eine Gefäßentzündung (Vaskulitis), die Durchblutungsstörungen verursacht, kann im Prinzip überall im Körper vorkommen. Sind die Arterien der Arme und Hände betroffen, entstehen häufig Geschwüre, und die Gefahr, dass Gewebe abstirbt (Nekrose), nimmt zu. Gefäßentzündungen kommen insbesondere bei Bindegewebeerkrankungen (Kollagenosen) vor. Bevorzugte Orte für diese Erkrankung sind darüber hinaus die Schläfenarterien, die Brustschlagader und der Nasen-Rachen-Raum. Müdigkeit, Appetitlosigkeit, Gewichtsabnahme, Nachtschweiß, Rheuma-, Muskel- und Gelenkschmerzen können auf Gefäßentzündungen hinweisen. Die Vaskulitis muss ärztlich behandelt werden.

Herzinfarkt

Das Herz ist der Motor, der das Blut in Bewegung hält. Es muss jedoch selbst auch durch Blut versorgt werden. Das geschieht über ein eigenes arterielles Blutgefäßsystem, die Herzkranzgefäße oder Koronararterien. Sind Herzkranzgefäße verengt oder verschlossen, werden nicht mehr alle Bereiche des Herzmuskels mit Blut versorgt. Nicht durchblutete Gebiete des Herzgewebes sterben dann ab, und es kommt zum Herzinfarkt (Myokardinfarkt). Bei Frauen haben Herzkrankheiten deutlich zugenommen – vor allem nach den Wechseljahren steigt das Herzin-

Nach aktuellen Schätzungen erleiden pro Jahr ungefähr 500 000 Menschen in Deutschland einen Herzinfarkt – davon enden 100 000 Infarkte tödlich.

farktrisiko deutlich an, weil der schützende Einfluss der Östrogene entfällt. Untersuchungen haben gezeigt, dass Frauen, die nach der Menopause Hormone einnehmen, ihr Herzinfarktrisiko verringern können.

Gefährdete Herzkranzgefäße

Die Herzkranzgefäße versorgen den Herzmuskel mit Sauerstoff und Nährstoffen. Die Hauptgefäße, die linke und rechte Herzkranzarterie, entspringen an der Aortenwurzel und umhüllen mit ihren Seitenästen das Herz kranzförmig. Etwa fünf Prozent des Blutvolumens, das das Herz pro Minute pumpt, fließen in das Herzkranzgefäßsystem. Ist der Körper von der Arteriosklerose befallen, bleiben häufig auch die Herzkranzgefäße nicht von krankhaften Veränderungen verschont: Arteriosklerosebeete (Plaques, Atherome) verengen die Arterien und können schließlich Verschlüsse, die zum Infarkt führen, verursachen. Auch Blutpropfe können akute Gefäßverschlüsse am Herzen verursachen. Die Bildung von Blutgerinnseln spielt für das Infarktgeschehen eine wichtige Rolle. Sie kann durch entsprechende therapeutische Maßnahmen wirksam beeinflusst werden.

Bei Verdacht auf Herzinfarkt müssen Sie sofort einen Arzt oder den Notarzt rufen! Nur ein Viertel der vom Herzinfarkt betroffenen Patienten deuten die Alarmsignale des Herzinfarkts richtig!

Schmerzende Brustenge

In vielen Fällen kommt es zu Durchblutungsstörungen am Herzen, ohne dass die Betroffenen etwas davon merken. Die koronare Herzkrankheit kann also »stumm« verlaufen. Häufigste Anzeichen für Durchblutungsstörungen der Herzkranzgefäße sind Schmerzen in der Brust und ein beklemmendes Engegefühl. Diese Anfälle werden als Angina pectoris bezeichnet und können bis zu 20 Minuten anhalten. Die Angina pectoris gilt als Vorstadium des Herzinfarkts.

Symptome eines Herzinfarkts

Typische Anzeichen eines eingetretenen Herzinfarkts sind schwere Brustschmerzen, häufig hinter dem Brustbein, die in den linken Arm hineinstrahlen. Hinzu kommen in den meisten Fällen auch Übelkeit

Erste Hilfe bei Herzinfarkt

- Rufen Sie sofort einen Arzt oder Notarzt!
- Verschaffen Sie dem Patienten absolute Ruhe – entfernen Sie Angehörige und andere Menschen aus der Umgebung des Patienten.
- Beruhigen Sie den Patienten, wenn er aufgeregt und unruhig ist.
- Wenn möglich, messen Sie den Blutdruck.
- Liegt der obere (systolische) Wert über 120 mmHg, kann eine Nitrokapsel oder ein Nitrospray eingesetzt werden, das die Schmerzen lindert.
- Fühlen Sie den Puls des Patienten – Pulsunregelmäßigkeiten sind bedrohlich!
- Ist der Kreislauf zusammengebrochen, der Patient bewusstlos und ein Herzstillstand eingetreten, versuchen Sie es mit Wiederbelebungsmaßnahmen (Mund-zu-Mund-zu-Nase-Beatmung und Herzmassage), bis der Arzt eintrifft.

und Erbrechen sowie ein vernichtendes Angstgefühl. Außerdem kann es zu Schweißausbrüchen, Herzstolpern, Atemnot, Kreislaufkollaps und zu einem Schock kommen. Herzpatienten haben gegen Anfälle schwerer Angina pectoris meistens selbst Kapseln mit Nitroglyzerin bei sich, die Schmerzzustände innerhalb von Minuten wirksam bekämpfen (Nitrotest).

Keine Zeit verlieren

Bessern sich die Schmerzen durch Nitroglyzerin nicht, kann ein akuter Herzinfarkt vorliegen. In einem solchen Fall muss sofort ein Arzt oder Notarzt gerufen werden – jede Minute zählt! Versuchen Sie nicht, die Symptome mit Hausmitteln zu bekämpfen! Geben Sie keine Kreislaufmittel oder anderen Arzneimittel, bevor der Arzt eintrifft! Der Hauptgrund für viele Todesfälle nach einem Herzinfarkt ist immer noch, dass zu viel Zeit vergeht, bis ein Arzt gerufen wird und eine rasche Therapie eingeleitet werden kann.

Mit einfachen Untersuchungsmethoden, etwa dem Abhören des Herzes mit einem Stethoskop, lassen sich veränderte Herzklappengeräusche wahrnehmen. Und mit einem EKG, das heute jeder Notarzt vor Ort durchführen kann, wird ein Infarkt häufig sofort erkannt.

Infarkttherapie in der Klinik

Je früher ein Herzinfarktpatient in eine Klinik aufgenommen werden kann, umso deutlicher verbessern sich seine Überlebenschancen. Da die wichtigste Maßnahme bei einem akuten Herzinfarkt darin besteht, frische Blutgerinnsel in den Herzkranzgefäßen mit speziellen Mitteln (Thrombolytika, Fibrinolytika) wieder aufzulösen, spielt die Zeit die entscheidende Rolle. Nur bis spätestens sechs Stunden nach dem Einsetzen der Infarktschmerzen kann eine erfolgreiche Thrombolysetherapie durchgeführt werden – danach ist es zu spät. Das unversorgte Herzmuskelgewebe ist dann bereits abgestorben.

Ist eine Auflösung der Gerinnsel nicht möglich, werden Mittel wie Heparin oder Kumarinsubstanzen eingesetzt, um die Blutgerinnung herabzusetzen. Derartige Medikamente müssen auch nach der Krankenhausbehandlung noch lange eingenommen werden, um erneuten Infarkten vorzubeugen. Auch eine Dauerbehandlung mit Azetylsalizylsäure kann das Herzinfarktrisiko bei Patienten deutlich senken, darf allerdings nur unter ärztlicher Kontrolle durchgeführt werden. Viele große wissenschaftliche Studien haben nachgewiesen, dass Azetylsalizylsäure eine der wertvollsten Substanzen zum Schutz vor tödlichen Herzkrankheiten ist. Die Sterblichkeit durch Herzinfarkte und Schlaganfälle kann durch eine Azetylsalizylsäure-Prophylaxe gesenkt werden. Darüber hinaus verbessert diese Substanz auch die Beschwerden der Angina pectoris.

Wenn Sie herzinfarktgefährdet sind, sprechen Sie mit Ihrem Arzt darüber, ob eine regelmäßige, prophylaktische und niedrig dosierte Dauertherapie mit Azetylsalizylsäure sinnvoll ist.

Nichtmedikamentöse Maßnahmen

Schwere Herzkrankheiten wie die Angina pectoris werden bei drohendem Infarkt in der Klinik heute vielfach mit Kathetertechniken behandelt. Ebenso wie bei den Arterien der Extremitäten kann auch die Durchlässigkeit der Herzkranzgefäße durch Dehnung und Gefäßstützen verbessert werden. Die Aufdehnung verengter Herzkranzgefäße erfolgt mittels Ballondilatation oder PTCA (perkutane transluminale Koronarangioplastie), mit Hilfe der Rotationsangioplastie werden Ablagerungen herausgefräst, und Gefäßstützen (Stents) halten das betroffene Herzkranzgefäß in Form. Bei einer so genannten Bypassoperation werden verschlossene Gefäßbereiche mit körpereigenen Venenstücken überbrückt. Als letzte Möglichkeit ist die Herztransplantation anzusehen.

Rehabiliation für Herzkranke

An den Klinikaufenthalt schließt sich bei Infarktpatienten in der Regel eine längere Rehabilitationsphase an. Am wichtigsten ist es, dass sich betroffene Patienten an einen weniger risikoreichen und gesünderen Lebensstil gewöhnen. Vor allem Herz-Kreislauf-Risikofaktoren sollten während dieser Zeit behandelt werden: Abbau von Übergewicht, Normalisierung zu hoher Blutfettwerte, Nikotinabstinenz, Entspannung und Stressbewältigung sowie eine langfristige Bewegungstherapie und konsequentes Konditionstraining.

Die Behandlung nach dem Infarkt

Auch nach einem Herzinfarkt bleiben die Risiken der verursachenden arteriosklerotischen Gefäßerkrankung erhalten und die koronare Herzkrankheit mit Angina pectoris besteht weiter. Aus diesem Grund ist in der Regel eine langfristige Behandlung mit Arzneimitteln sinnvoll, die die Durchblutung der Herzkranzgefäße verbessern und den Blut- und Sauerstoffbedarf des Herzmuskels senken. Zahlreiche wirkungsvolle Mittel zum Langzeitschutz vor erneuten Infarkten stehen zur Verfügung.

- Nitroglyzerinpräparate bewirken eine Erschlaffung der Gefäßmuskulatur und gehören zu den ältesten und wirkungsvollsten Herzmitteln. Durch die Erweiterung der Blutgefäße wird auch der Blutdruck gesenkt. Darüber hinaus verbessern Nitrate die Sauerstoffversorgung des Herzens. Als Notfallmedikament werden Nitrate in Form von Zerbeißkapseln oder als Spray eingesetzt.
- Beta-Blocker senken bei koronarer Herzkrankheit den Blut- und Sauerstoffbedarf sowie die Pulsfrequenz und den Blutdruck. Darüber hinaus stabilisieren Beta-Blocker auch den Herzrhythmus. Große

Die Zeit nach einem Infarkt verlangt eine grundlegende Umstellung der bisherigen Lebensgewohnheiten: Ruhe und Erholung, gemäßigter Sport wie Gehen, leichtes Joggen, Wandern oder Rad fahren. Pflanzliche Fette sollen tierische Fette in der Ernährung ablösen. Kaffee und Alkohol sind in Maßen zu genießen. Striktes Rauchverbot ist zu befolgen.

Herz-Kreislauf-Wiederbelebung

▶ **Atemwege freimachen**
Lagerung des Bewusstlosen auf dem Rücken. Tieflagerung des Kopfes oder Hochlagern der Beine

Freimachen der Atemwege: Kopf nach hinten beugen und den Unterkiefer mit der Hand nach oben und vorne drücken

▶ **Beatmung**
Mund-zu-Mund- oder Mund-zu-Nase-Beatmung

▶ **Zirkulation – Herzmassage**
Äußere Herzmassage: rhythmischer Druck mit übereinandergelegten Handwurzeln direkt auf das Brustbein, etwa 60 Stöße pro Minute. Puls prüfen. Massage, Beatmung im Wechsel

Angiotensin ist ein zusammengesetzter Eiweißstoff, der im Körper in verschiedenen Formen vorliegt. Durch das Konversionsenzym wird biologisch inaktives Angiotensin I in blutdruckerhöhendes Angiotensin II umgewandelt. Dieser Vorgang wird durch einen ACE-Hemmer blockiert.

Studien haben gezeigt, dass mit einer Beta-Blocker-Langzeittherapie bei koronarer Herzkrankheit die Häufigkeit von Herzinfarkt und Herztod deutlich verringert werden kann.

▶ Kalziumantagonisten wirken auf den Herzmuskel und die Blutgefäße ähnlich wie Beta-Blocker. Die Herzkranzgefäße werden erweitert, der Blutdruck sinkt, und das Herz wird besser mit Sauerstoff und Nährstoffen versorgt. Kalziumantagonisten wirken darüber hinaus günstig bei Arteriosklerose und hohem Blutdruck.

▶ ACE-Hemmer bremsen das sogenannte Angiotensinkonversionsenzym. Sie wirken gefäßerweiternd und sind außer zur Therapie der koronaren Herzkrankheit auch zur Behandlung von Bluthochdruck und Herzschwäche (Herzinsuffizienz) geeignet.

Schlaganfall

Plötzliche Durchblutungsstörungen im Gehirn können einen Schlaganfall (Apoplex, Hirninfarkt) verursachen. Dieses Ereignis trifft viele Patienten wie »ein Blitz aus heiterem Himmel« und hinterlässt vielfach Behinderungen, mit denen die Betroffenen und ihre Familien ein Leben lang zurechtkommen müssen. Auch berühmte Zeitgenossen wie der amerikanische Präsident Roosevelt litten am Schlaganfall.

Folgen eines Schlaganfalls

Fast 90 Prozent aller Schlaganfälle betreffen Menschen über 65 Jahre, unabhängig vom Geschlecht. Wie beim Herzinfarkt steigt die Anzahl jüngerer Schlaganfallpatienten jedoch zunehmend an. Vier Fünftel aller Schlaganfälle gehen auf massive Durchblutungsstörungen mit Blutmangel im Gehirn (zerebrale Ischämie) zurück, und jeder fünfte Schlaganfall endet tödlich. Schlaganfälle sind derzeit der häufigste Grund für eine Invalidisierung – etwa die Hälfte der Betroffenen bleibt arbeitsunfähig oder muss lebenslang betreut werden. Die meisten Betroffenen müssen sich mit schweren geistigen und körperlichen Beeinträchtigungen abfinden, mit Lähmungen oder Ausfallerscheinungen wie Sprach- und Sehstörungen.

Jedes Jahr erleiden etwa 500 000 Deutsche einen Schlaganfall. Ungefähr 800 000 müssen derzeit mit den Folgen eines Schlaganfalls leben. Nach dem Herzinfarkt ist der Schlaganfall die häufigste Todesursache in den westlichen Industriestaaten.

Steuerzentrale Gehirn

Das Gehirn ist die Kommando- und Steuerzentrale des Körpers und seiner Funktionen. Das Zentralnervensystem und das Rückenmark verarbeiten vielfältige Sinnesreize von außen und koordinieren alle Lebensfunktionen. Das Gehirn besteht aus dem Hirnstamm und den beiden Großhirnhälften (Hemisphären) mit Rinden- und Markbereichen. Darüber hinaus gibt es noch das Kleinhirn und die so genannten Stammganglien (Nervenzellenanhäufungen) – das Gehirn soll bis zu 100 Milliarden Nervenzellen enthalten. Hauptsächlich über die Halsschlagadern wird das Gehirn mit Blut versorgt. Die innere und äußere Karotisarterie versorgen das Großhirn.

Risikofaktoren eines Schlaganfalls

- Rauchen
- Alkohol
- Antibabypille
- Zuckerkrankheit
- Blutgerinnungsstörungen
- Vorübergehende Durchblutungsstörungen im Gehirn (TIA, PRIND)
- Herzkrankheiten
- Zu hohe Homozysteinkonzentrationen im Blut

Blutmangel im Gehirn

Ein Schlaganfall entsteht grundsätzlich dann, wenn die Blutversorgung des Gehirns gestört ist und Hirnfunktionen ausfallen. Wie beim Herzinfarkt verursachen Gefäßverengungen und -verschlüsse durch arteriosklerotisches Material oder Blutgerinnsel (Thrombose) akute Blutmangelzustände im Gehirn. Auch durch eine Embolie kann ein Hirngefäß verstopft werden.

Wenn durch die Durchblutungsstörung ein Sauerstoff- und Nährstoffmangel eintritt, können Hirnzellen absterben – dies wird als Hirninfarkt bezeichnet. Schlaganfälle können aber auch durch das Platzen von Blutgefäßen ausgelöst werden, insbesondere bei zu hohem Blutdruck. Zahlreiche Risikofaktoren erhöhen die Wahrscheinlichkeit für einen Schlaganfall – nicht beeinflussbare Risikofaktoren sind die erbliche Veranlagung, das Geschlecht und das Alter sowie angeborene Herzkrankheiten mit Emboliegefahr.

Häufig tritt ein Schlaganfall nachts oder im Schlaf auf und verläuft meistens schmerzlos.

Schlaganfällen wirksam vorbeugen

- Achten Sie auf normalen Blutdruck.
- Messen Sie Ihren Blutdruck regelmäßig.
- Nehmen Sie blutdrucksenkende Arzneimittel ein, wenn Sie an Bluthochdruck leiden.
- Geben Sie das Rauchen auf.
- Verzichten Sie auf regelmäßigen Alkoholkonsum.
- Lassen Sie Ihre Blutzuckerwerte kontrollieren.
- Sorgen Sie für eine konsequente Blutzuckerkontrolle, wenn Sie Diabetiker sind.
- Lassen Sie Ihre Blutfettwerte kontrollieren.
- Verringern Sie zu hohe Blutfettwerte durch Veränderung des Lebensstils, Gewichtsabnahme oder Arzneimittel.
- Bewegen Sie sich viel, oder trainieren Sie regelmäßig.
- Rauchen Sie nicht, wenn Sie die Antibabypille nehmen, oder benutzen Sie andere Empfängnisverhütungsmittel.
- Lassen Sie sich vom Arzt über die Risiken der Arteriosklerose beraten.

Vorübergehende Ausfälle der Hirnfunktion

Ein Schlaganfall kann sich schon Jahre vor dem Ereignis ankündigen. Am häufigsten treten so genannte transitorische ischämische Attacken (TIA) auf. Sie führen zu vorübergehenden akuten Hirnfunktionsausfällen, die innerhalb von 24 Stunden wieder abklingen.

Frühzeitige Warnsignale

Seien Sie wachsam bei Schwäche, Gefühls- und Sehstörungen, Schwindelgefühlen mit Gangunsicherheit, plötzlichen rasenden Kopfschmerzen und Sprachstörungen. Dauern solche Erscheinungen länger als 24 Stunden an, spricht man von einem (progredienten) reversiblen ischämischen neurologischen Defizit ((P)RIND). Bei tagelang dauernden neurologischen Ausfällen handelt es sich um einen fortschreitenden Hirninfarkt.

Zeigt jemand Anzeichen von Trunkenheit, ohne dass Alkohol im Spiel ist, so sollte man unbedingt an einen bevorstehenden Schlaganfall denken und den Arzt rufen.

Symptome des Hirnschlags

Ist die Blutzufuhr in größeren Hirnarterien länger unterbrochen, so kommt es bei den Betroffenen zu Halbseitenlähmungen, Gefühlsstörungen oder sogar zur völligen Bewusstlosigkeit, mit der Gefahr, ins Koma zu fallen.

- Bei Durchblutungsstörungen im Großhirn sind Muskelkoordination und Sehfähigkeit gestört. Das zeigt sich an meist einseitig hängenden Mundwinkeln oder Gesichtsfeldausfällen. Ausfälle ergeben sich auch in der Empfindungsfähigkeit sowie der Sprach-, Rechen-, Schreib- und Lesekraft. Darüber hinaus ist auch die willkürliche Handlungsweise eingeschränkt und das Körpergleichgewicht einseitig verschoben.
- Bei Durchblutungsstörungen im Kleinhirn kommt es zu Kopfschmerzen, Koordinations- und Gangstörungen.
- Im Hirnstammbereich auftretende Durchblutungsstörungen führen zu Drehschwindel, Seh- und Schluckstörungen und Hirnnervenausfällen.

Erste Hilfe beim Schlaganfall

- Sofort den Notarzt rufen!
- Fenster öffnen und Kleidung lockern.
- Patient in stabile Seitenlagerung bringen.
- Atemwege freihalten, Zahnprothesen entfernen.
- Puls kontrollieren.
- Patient beruhigen und gut zureden.

Der Schlaganfall ist ein akuter lebensbedrohlicher Notfall! Auch hier gilt wie beim Herzinfarkt: Schnelle Hilfe tut Not. Der Patient sollte so schnell wie möglich von einem Arzt oder Notarzt versorgt und in die Klinik gebracht werden.

Schlaganfalldiagnose

Zur Diagnose und zur Entscheidung über die weitere Vorgehensweise bei einem akuten Schlaganfall können nach der Befragung des Patienten, der Abtastung und dem Abhören der Halsschlagader mittels Stethoskop zahlreiche klinische Untersuchungen durchgeführt werden. Elektrokardiografie, 24-Stunden-Blutdruckmessung und Röntgenuntersuchungen von Herz und Lunge dienen der Kontrolle der Herzfunktionen. Bei der Elektroenzephalografie (EEG) werden die Hirnströme aufgezeichnet. Ultraschalluntersuchungen sowie angiografische Untersuchungen mit Röntgenkontrastmitteln geben Auskunft über die Blutströmung in den Gefäßen. Mittels Computertomografie und Kernspintomografie wird das Schädelinnere dargestellt.

Schnellstmögliche Behandlung in der Klinik

Arteriosklerotisch verengte Halsschlagadern können auch operativ erweitert werden.

Je früher ein akuter Schlaganfall behandelt wird, desto besser kann bleibenden Hirnausfällen vorgebeugt werden, und die Überlebenschance wächst. Wenn eine Therapie, die auf die Verbesserung der Durchblutung im Gehirn abzielt, innerhalb von drei Stunden begonnen wird, steigt die Wahrscheinlichkeit, dass sich nur geringe Hirngewebeschäden ausbilden. Im Krankenhaus werden Schlaganfallpatienten neurologisch und internistisch untersucht. Der Kopf wird computertomografisch erkundet und die Halsschlagadern mit Ultraschall untersucht. Wenn eine Durchblutungsstörung vorliegt, werden gerinnsellösende Arzneimittel eingesetzt.

Rehabilitation für Schlaganfallpatienten

An die Klinikbehandlung schließt sich in der Regel eine Rehabilitation an, in der verlorengegangene Körperfunktionen weitgehend wiederhergestellt werden sollen. Physiotherapie und Krankengymnastik, Koordinationstraining zur Verbesserung des Körpergleichgewichtes sowie Beschäftigungs- und Arbeitstherapien (Ergotherapie) gehören zum Programm. Auch Logopäden stehen bereit, um Patienten mit Sprachstörungen zu helfen.

Die Rehabilitation nach einem Schlaganfall erfordert fachgerechte Betreuung und geduldiges Üben vonseiten des Patienten. Selbsthilfegruppen helfen Betroffenen und Angehörigen über Tiefpunkte hinweg.

Medikamente zur besseren Gehirndurchblutung

Zur Schlaganfalltherapie werden vor allem Mittel eingesetzt, die durch verbesserte Durchblutung einen erneuten Schlaganfall verhindern sollen – solche Medikamente müssen in der Regel lebenslang eingenommen werden.

- Fibrinolyse ist eine Therapie, die das Blutgerinnsel auflöst. Diese Behandlung wird heute in vielen Spezialkliniken angewendet, um Durchblutungsstörungen durch arteriosklerotische Verschlüsse in den Arterien zu beheben, die zum Gehirn führen. Am häufigsten wird eine lokale intraarterielle Katheterthrombolyse mit Streptokinase, Urokinase oder t-PA durchgeführt.
- Azetylsalizylsäure eignet sich als wirksame vorbeugende Schlaganfallbehandlung, insbesondere nach einem überwundenen Schlaganfall. Mit Azetylsalizylsäure kann auch die Häufigkeit transitorischer ischämischer Attacken (TIA) deutlich gesenkt werden.
- Ticlopidin ist ein Stoff, der die Funktion der Blutplättchen hemmt und bewirkt, dass sie weniger schnell verklumpen. Ticlopidin wird eingesetzt, wenn der Wirkstoff Azetylsalizylsäure nicht vertragen wird oder unwirksam ist.
- Antikoagulanzien sind Gerinnungshemmer, die als Tabletten eingenommen werden können. Sie werden vorbeugend eingesetzt, wenn Hirnembolien vom Herzen ausgehen. Arteriosklerosepatienten werden vor weiteren Schlaganfällen geschützt. Das bekannteste Präparat heißt Marcumar.

Nach einem Schlaganfall ist eine lebenslange durchblutungsfördernde Therapie notwendig.

Mit Hilfe von erfahrenen Physiotherapeuten können Sprach- und Bewegungsstörungen als Folge eines Schlaganfalls durch gezielte Sprachübungen und entsprechende Heilgymnastik überwunden werden.

Ratschläge nach dem Schlaganfall

- Beginnen Sie ausgefallene Funktionen langsam wieder einzuüben (Sprechen, Schreiben, Gehen).
- Kontinuierliches Üben und viel Geduld führen zum Erfolg.
- Konzentrieren Sie sich auf eine überschaubare Aufgabe. Überfordern Sie sich nicht, und lassen Sie sich nicht ablenken.
- Machen Sie einen Schritt nach dem anderen.
- Trainieren Sie vor allem die einseitig geschwächten Körperfunktionen (Augenbewegungen, Mundwinkel, Körperhaltung).
- Schenken Sie der Körperpflege Ihrer schwächeren Seite besondere Aufmerksamkeit.
- Achten Sie auf Verletzungen oder Hautreizungen in empfindungsgestörten Körperregionen.
- Verändern Sie regelmäßig alle ein bis zwei Stunden Ihre Sitz- und Liegeposition, so vermeiden Sie wunde Stellen.
- Achten Sie auf Toilettenhygiene, wenn die Blasenfunktion gestört ist.
- Duschen belastet Sie weniger als ein Wannenbad.
- Duschen Sie wenn nötig auf einem Stuhl sitzend.
- Klettern Sie mit der schwächeren Seite voraus in die Dusche oder Badewanne, und verlassen Sie die Dusche oder Badewanne zuerst mit der stärkeren Seite.
- Tragen Sie einfach anzulegende Kleidung.
- Bei Kau- und Schluckschwierigkeiten nehmen Sie nur vorher zerkleinerte Bissen in den Mund.
- Bevorzugen Sie »weiche« Speisen.
- Achten Sie darauf, dass keine Essensreste in der schwächeren Mundseite zurückbleiben.
- Lassen Sie sich in Rehabilitationszentren individuell beraten.
- Informieren Sie sich über Hilfsmittel, Selbsthilfegruppen und Möglichkeiten der Hauspflege.
- Suchen und akzeptieren Sie die Unterstützung von Familienangehörigen und Freunden.

Geräusche im Ohr

Ohrgeräusche, Ohrensausen (Tinnitus) und Hörminderungen werden häufig von Durchblutungsstörungen des Innenohrs, der Hörnerven und des Gehirns ausgelöst. Viele Betroffene berichten, dass sie plötzlich ein ständiges Zischen, Sausen, Klingeln, Rauschen und Pfeifen hören, obwohl tatsächlich keine lautverursachende Schallquelle existiert. Man nimmt an, dass es im Innenohr zu Fehlerregungen der Sinneszellen kommt, die im Gehirn zu einer Schallwahrnehmungsempfindung weiterverarbeitet werden. Solche Fehlerregungen können aufgrund von Durchblutungsstörungen begünstigt werden und treten häufig in Verbindung mit anderen krankhaften Zuständen wie Bluthochdruck, Fettstoffwechselstörungen und Zuckerkrankheit, aber auch bei extremen Stressbelastungen auf.

Einer der berühmtesten Tinnituspatienten war der Komponist Ludwig van Beethoven.

Therapie bei Tinnitus

Bei akuten Ohrgeräuschen sollte möglichst frühzeitig eine Behandlung erfolgen. In der Klinik wird in der Regel zunächst eine Infusionstherapie mit Hydroxyethylstärke (HAES) oder gefäßaktiven Substanzen wie Pentoxifyllin durchgeführt. Gelegentlich wird auch Kortison eingesetzt. Weitere empfohlene Therapiemaßnahmen sind Kalziumantagonisten oder pflanzliche Substanzen wie Ginkgo-biloba-Extrakte.

- Achten Sie auf eine gesunde Lebensweise.
- Bewegen Sie sich regelmäßig körperlich.
- Ernähren Sie sich ausgewogen und vollwertig.
- Geben Sie das Rauchen auf.
- Kontrollieren Sie Ihren Blutdruck.
- Lassen Sie Ihre Blutzucker- und Blutfettwerte kontrollieren.
- Schützen Sie Ihr Gehör mit Ohrstöpseln, wenn Sie sich in lärmintensiver Umgebung aufhalten müssen oder wollen.
- Suchen Sie sich Ihre persönlichen Konfliktlösungsstrategien und Entspannungstechniken.
- Vermeiden Sie Gefäßgifte (Nikotin, Alkohol).
- Vermeiden Sie Stress.

Wenn Ohrgeräusche erstmals auftreten, sollte man sich von einem Hals-Nasen-Ohren-Arzt und einem Neurologen untersuchen lassen.

Lärm ist eine Stressquelle. Auch wenn er nicht wie im Straßenverkehr oder bei der Arbeit ausgehalten werden muss, sondern freiwillig konsumiert wird, etwa in der Disko oder aus dem Walkman. Es ist nicht verwunderlich, dass gerade bei jungen Menschen im Alter zwischen 16 und 25 die Tinnituserkrankungen und ihre Folgen bedrohlich zunehmen.

Der Hörsturz ist eine akute Notfallsituation und gehört in sofortige ärztliche Behandlung. Je schneller eine Therapie eingeleitet werden kann, umso besser sind schlimme Folgen einzugrenzen.

Erholung für das gestresste Gehör

Entziehen Sie sich mindestens 20 Minuten täglich Lärm und Alltagsstress. Suchen Sie sich einen ruhigen Platz, wo Sie abschalten können. Einem gefährlichen Hörsturz können Sie auf diese Weise am besten vorbeugen. Bei hartnäckigen Ohrgeräuschen können auch Geräte eingesetzt werden, die die Ohrgeräusche überdecken oder maskieren (Tinnitus-Masker). Darüber hinaus gibt es weitere Verfahren, die teilweise mit Erfolg gegen Tinnitus eingesetzt werden.

- Tinnieur-Klangtherapie: Bei dieser Methode wird die Frequenz der eigenen Ohrgeräusche bestimmt und eine Musik, die entsprechend diesen Tinnitusfrequenzen verändert wurde, über Kopfhörer in regelmäßigen Abständen eingespielt.
- Lasertherapie: Tinnitus kann auch mit einem Niedrigenergielaser-Verfahren (Low-power-Laser) behandelt werden.
- Druckkammer und hyperbarer Sauerstoff: Sauerstoff, der mit Überdruck in eine Druckkammer eingeleitet wird, kann die Sauerstoffkonzentration im Innenohr erhöhen. Vor allem beim Knalltrauma hat sich dieses Verfahren als sehr wirksam erwiesen. Ein Behandlungsversuch mit hyperbarem Sauerstoff ist in manchen Fällen auch bei akutem und chronischem Tinnitus Erfolg versprechend.
- Psychosomatische Therapie: Eine begleitende psychosomatische Behandlung bei niedergelassenen Neurologen und Psychiatern führt in vielen Fällen zu einer Verbesserung der Beschwerden. Empfehlenswerte Therapiestrategien sind Psychotherapie, autogenes Training und Biofeedback in Verbindung mit Krankengymnastik und einer chiropraktischen Behandlung der Halswirbelsäule. Regelmäßiges Entspannungstraining erwies sich bislang als erfolgreiches Rezept zur Verbesserung der Lebensqualität von Tinnituspatienten.

Der Gehörsturz

Jährlich sind in Deutschland etwa 15 000 Menschen, zunehmend junge Menschen, von einem akuten Hörverlust, dem so genannten Hörsturz, betroffen. Urplötzlich versagt das Gehör, meist einseitig, ohne

dass eine Ursache auszumachen ist. Der Arzt spricht in solchen Fällen von einem idiopathischen Hörsturz. Ein derartiger akuter Hörverlust kann auch bei Schädelverletzungen, sehr lauten Einzelgeräuschen (akustisches Trauma), Mumps, Infektionskrankheiten und Einnahme von Antibiotika beobachtet werden. Man vermutet, dass diese Hörverluste von Durchblutungsstörungen ausgelöst werden.
Als wichtigster Auslöser gilt derzeit nach Expertenansicht äußerer und innerer Stress. Viele Betroffene stellen sich als ambitionierte Persönlichkeiten dar, die zu Perfektionismus neigen und nur schlecht abschalten können. Solche Menschen überfordern häufig ihre Stressbewältigungsmechanismen. Der beste Schutz vor dem Hörsturz ist ein ausgeglichener Lebensstil.

Vorsicht im Straßenverkehr, wenn Sie an Schwindelbeschwerden leiden! Benutzen Sie in öffentlichen Verkehrsmitteln in jedem Fall einen Sitzplatz.

Infarkt im Ohr

Man geht davon aus, dass der Hörsturz von Durchblutungsstörungen verursacht wird, die zu einem Versorgungsdefizit in den feinen Sinneszellen des Hörorgans führen und die bekannten Beschwerden auslösen. Aus diesem Grund ist die rasche ärztliche Hilfe bei akutem Hörverlust sinnvoll. Mit gefäßerweiternden und durchblutungsfördernden Mitteln kann versucht werden, die Symptome zu lindern. Darüber hinaus brauchen Menschen mit massiven Ohrgeräuschen oder Hörsturz eine stressfreie und ruhige Umgebung.
Wenn die Infusionstherapie sehr früh durchgeführt wird, ist die Chance auf Besserung der Beschwerden am größten. Über die Hälfte der Hörstürze heilt jedoch auch ohne Therapie ab, wobei die Hörfähigkeit meist nach einigen Tagen wiederhergestellt ist. In manchen Ländern (USA, Israel) wird der Hörsturz deshalb überhaupt nicht behandelt.

Gestörtes Gleichgewicht

Das Gleichgewichtsorgan des Körpers liegt anatomisch sehr nahe beim Hörorgan. Aus diesem Grund führen Durchblutungsstörungen in dieser Region nicht nur zu Hör- oder Sehstörungen, sondern auch zu einem gestörten Gleichgewichtsempfinden, dem Schwindelgefühl.

Auch Gleichgewichtsstörungen und Schwindelgefühl können ihre Ursachen in einer mangelhaften Durchblutung und/oder einem Sauerstoffmangel haben. Gerade beim Wandern und Bergsteigen sollte man zur eigenen Sicherheit auf einen intakten Gleichgewichtssinn achten.

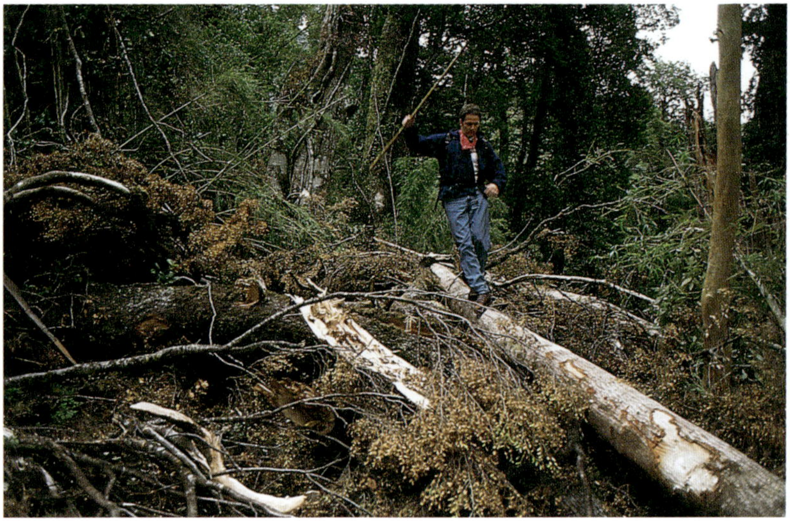

Mittel- und Innenohrerkrankungen, Erkrankungen des Gleichgewichtsnervs sowie des Hirnstamms durch Entzündung, Verletzung oder Durchblutungsstörungen können Schwindelgefühle verursachen. Sie werden mit Arzneimitteln behandelt, die die Durchblutung verbessern und die Schwindelbeschwerden unterdrücken. Menschen, die an Schwindel leiden, können mit gezielten Bewegungsübungen ihren Gleichgewichtssinn trainieren.

Vertrauen Sie sich Ihrem Arzt an, wenn Sie unter Potenzproblemen leiden – es gibt viele wirksame und erfolgreiche Behandlungsmöglichkeiten.

Störungen der Sexualfunktion

Arterielle Durchblutungsstörungen im Becken-Bein-Bereich führen bei vielen männlichen Patienten auch zu Störungen der Sexualfunktion. Die Ursachen für diese Störung hängen direkt oder indirekt mit der schlechten Durchblutung zusammen. So können Arzneimittel, die der Behandlung der arteriellen Verschlusskrankheit dienen, zu Sexualfunktionsstörungen beitragen. Das gilt insbesondere für Mittel gegen zu hohen Blutdruck oder zu hohe Blutfettwerte. Durch die arterielle Verschlusskrankheit können die im Beckenbereich liegenden männlichen Sexualorgane betroffen sein. Dadurch besteht die Möglichkeit einer Störung der Erektionsfähigkeit. Diese kann jedoch trotz vorliegender Durchblutungsstörung auch psychisch verursacht sein. Für organisch bedingte Erektionsstörungen gibt es heute viele wirksame Therapiemethoden.

Krankhafte Ausweitungen der Arterienwand, so genannte Aneurysmen, können Embolien im Bereich des Beckens, der Gliedmaßen und im Gehirn hervorrufen.

Schlagadern mit Aussackung

An arteriellen Gefäßen kann es auch lokal begrenzt zu Ausweitungen oder Aussackungen der Gefäßwand kommen. Prinzipiell kann eine solche Störung an allen Arterien auftreten, tatsächlich findet man sie jedoch bevorzugt an der Bauchschlagader oder in den Gefäßen des Gehirns.

Solche Aussackungen heißen in der Medizin Aneurysma. Besonders an großen Gefäßen bergen sie ein ständiges Risiko. Die Blutströmung verändert sich, es kommt zu Turbulenzen, die Gefahr, dass das Blut gerinnt und es zu einer Embolie kommt, nimmt zu. Aneurysmen entstehen vor allem durch arteriosklerotische Gefäßwandveränderungen, Gefäßverletzungen und durch Infektionen.

Verschiedene Aneurysmaformen

▶ Bei einem echten Aneurysma (Aneurysma verum) enthält die Aussackung in ihrer Wand alle Schichten der normalen Gefäßwand.

▶ Die Aussackung eines sich spaltenden Aneurysmas (Aneurysma dissecans) enthält in ihrer Wand ebenfalls alle Schichten der normalen Gefäßwand. Dadurch, dass die innerste Gefäßwandschicht einreißt, entsteht zwischen innerer und äußerer Gefäßschicht ein neuer Gefäßweg.

▶ Von einem falschen Aneurysma (Aneurysma spurium) spricht man, wenn es durch Verletzungen oder Punktionen (Einstiche) zu einem Riss in der Arterienwand kommt.

▶ Als arteriovenöses Aneurysma bezeichnet man in der Medizin das Entstehen einer Kurzschlussverbindung zwischen arteriellen und venösen Gefäßen.

Das Aneurysma der Brustschlagader

Aussackungen im Bereich der Brustschlagader sind selten. Wenn sie vorkommen, ist meist die Aorta aufgespalten (Aortendissektion). Die Schmerzsymptomatik kann einem Herzinfarkt ähneln: vernichtender Schmerz hinter dem Brustbein, der in den gesamten Körper ausstrahlt, Übelkeit, Erbrechen und Atemnot. Eine Fehlbildung kann nach echokardiografischer und röntgenologischer Diagnostik chirurgisch behoben werden.

Wenn Sie ein pulsierendes kugeliges Gebilde in Ihrer Kniekehle spüren, könnte es sich um ein Aneurysma der Kniekehlenarterie handeln.

Aneurysmen der Leisten- und Oberschenkelschlagadern

Auch an Leisten- und Oberschenkelarterien können Aussackungen entstehen, die die Blutstrombahn verändern und die Gefahr einer Emboliebildung deutlich erhöhen. Solche Aneurysmen werden chirurgisch entfernt.

Das Aneurysma der Kniekehlenarterien

Aussackungen an der Kniekehlenarterie zählen zu den häufigsten Aneurysmen. Sie werden fast ausnahmslos durch eine Arteriosklerose verursacht und treten vor allem bei Männern zwischen 50 und 70 Jahren auf. Solche Aussackungen können zu Embolien in den Unterschenkel- und Fußarterien führen. Nach entsprechender Diagnostik werden Kniekehlenarterien chirurgisch entfernt.

Schützen Sie sich wirksam vor einem Aortenaneurysma, indem Sie nicht rauchen, sich fettarm und vollwertig ernähren und Ihren Blutdruck sowie Ihr Körpergewicht normalisieren.

Tödliche Gefahr – das Aortenaneurysma

Sehr gefährlich ist das so genannte Aortenaneurysma, wie man die Aussackung der Hauptschlagader im Bauchraum bezeichnet. Diese Gefäßveränderung geht auf eine Arteriosklerose zurück. Sie ist deswegen so bedrohlich, weil die Bauchschlagader jederzeit platzen kann und dann eine lebensbedrohliche innere Blutung auslöst. Experten schätzen, dass etwa 250 000 Menschen in Deutschland von dieser Erkrankung betroffen sind – und die meisten wissen nichts davon! Besonders gefährdet sind Männer, die an Bluthochdruck und Arteriosklerose leiden und starke Raucher sind. Dem Aortenaneurysma kann am wirksamsten vorgebeugt werden, indem die bekannten Risikofaktoren der Arteriosklerose ganz ausgeschaltet werden: Rauchen, erhöhter Blutdruck, zu hohe Blutfettwerte, Zuckerkrankheit, Gicht und Übergewicht sowie Sauerstoff- und Bewegungsmangel.

Früherkennung kann das Leben retten

Das Aortenaneurysma sollte so früh wie möglich erkannt werden, denn an einer geplatzten Bauchschlagader sterben 80 bis 95 Prozent der Betroffenen. Die moderne gefäßchirurgische Technik ermöglicht heute eine wirksame und sichere Behandlung der Erkrankung. Häufig kann schon mit der einfachen Ultraschalluntersuchung des Bauchs ein Aortenaneurysma erkannt und die lebensrettende Therapie eingeleitet werden. Eine Operation der krankhaft veränderten Bauchschlagader ist heute gefahrlos bis ins hohe Alter möglich. Eine neue vielversprechende Therapie ist die Einpflanzung eines so genannten Stents, einer Maschendraht-Gefäßprothese.

Bei jedem über 40-jährigen Patienten mit Kreislaufschock unklarer Ursache, der nicht mit Herzkrankheiten in Verbindung gebracht werden kann, sollte man an eine geplatzte Bauchschlagader denken – ein lebensbedrohlicher Notfall, der sofort in einer Klinik behandelt werden muss!

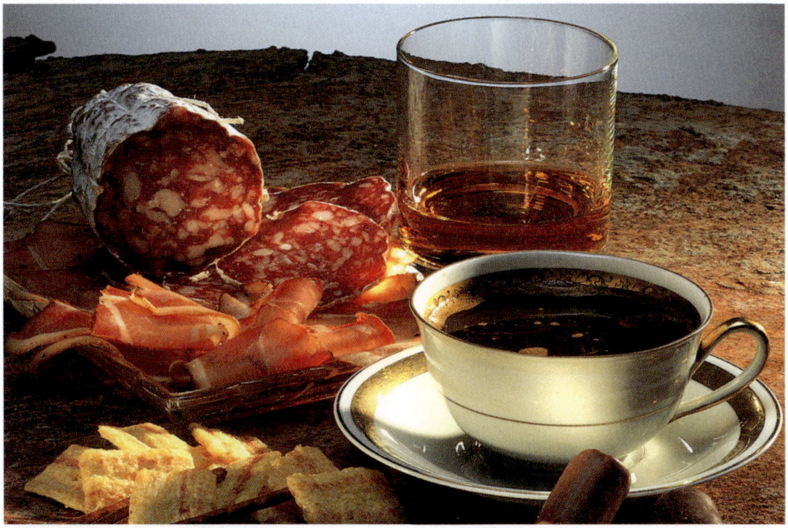

Nicht alles, was gut schmeckt und gut aussieht, ist immer auch gesund und gut für unseren Körper: In Deutschland isst man heute im Durchschnitt zu viel, zu fett und zu süß.

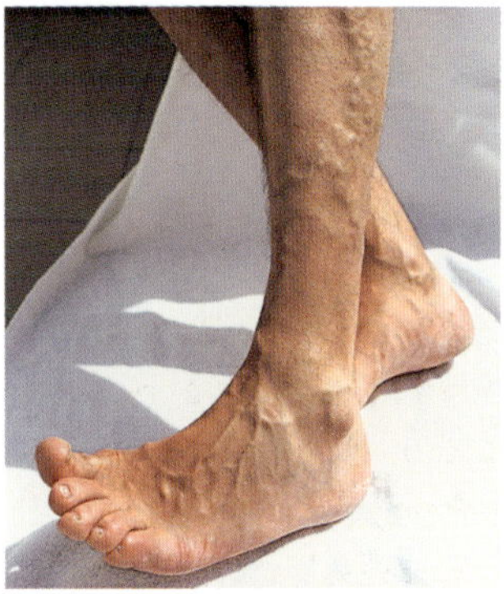

Krampfadern sind die ersten Anzeichen für eine ernst zunehmende Venenschädigung.

Gestörter Fluss in den Venen

Venenerkrankungen gelten heute beinahe als eine Volkskrankheit. Bereits etwa jede zweite deutsche Frau und jeder vierte deutsche Mann leiden an Krampfadern, und jeder achte Deutsche ist von einer chronischen Venenerkrankung betroffen. Auch schon bei Jugendlichen zwischen 10 und 20 Jahren können leichte bis mittelschwere Krampfadern zunehmend häufiger beobachtet werden. Einer der Hauptgründe für diese Erscheinung ist der unregelmäßige Lebensstil: ungesunde Ernährung, Bewegungsarmut und der Konsum von Genussgiften.

Risikofaktoren für Venenerkrankungen

- Erbliche Veranlagung spielt bei der überwiegenden Mehrheit der Venenkrankheiten eine große Rolle.
- Bewegungsmangel fördert in Verbindung mit der erblichen Veranlagung die Entstehung venöser Durchblutungsstörungen. Stehende oder sitzende Berufstätigkeit, lange Autofahrten und Flugreisen, Bettlägerigkeit sowie ein fehlendes Bewegungstraining der Beine und eine mangelhafte Kondition erhöhen das Risiko für Venenerkrankungen.
- Übergewicht lässt das Risiko für die Entstehung tiefer Beinvenenthrombosen ansteigen.
- Hormone, insbesondere weibliche Geschlechtshormone wie Östrogene und Gestagene, erhöhen die Thrombosegefahr, wenn zusätzliche Risikofaktoren vorliegen. Der Hormonschub während der Schwangerschaft begünstigt die Entstehung von Krampfadern. Ein Drittel der Schwangeren leidet beim ersten Kind und die Hälfte der Schwangeren beim zweiten Kind unter Venenbeschwerden – in den meisten Fällen bilden sich diese Erscheinungen jedoch nach der Geburt wieder zurück.

Die Lungenembolie ist die dritthäufigste Todesursache in Deutschland – jährlich sterben daran schätzungsweise mehr als 30 000 Menschen.

▶ Genussgifte wie Alkohol und Nikotin können durch ihre gefäßerweiternde Wirkung Beschwerden durch Beinvenenfunktionsstörungen noch verschlimmern.
▶ Mit zunehmendem Alter steigen die Häufigkeit und die Schwere der Venenerkrankungen an.
▶ Schuhe mit hohen Absätzen blockieren die Wadenmuskulatur, die den Blutfluss von den Beinen zum Herzen unterstützt. Schuhe ohne Fußbett begünstigen den Blutstau und in dessen Folge Durchblutungsstörungen. Der Blutfluss wird auch durch einengende oder einschnürende Kleidung behindert.

Krampfadern oder Besenreiser sind keine Bagatellerkrankungen oder nur kosmetisch störend – Venenerkrankungen sind ernst zu nehmende Störungen. Sie können auf gefährliche Durchblutungsstörungen hinweisen und sollten so früh wie möglich behandelt werden. Die gefährlichste und gefürchtetste Komplikation einer Venenerkrankung ist das »offene Bein« mit schlecht abheilender Geschwürbildung.

Aufgaben und Bau der Venen

Im venösen Gefäßsystem wird das mit dem Abgas Kohlensäure angereicherte Blut gesammelt und zum Herzen zurücktransportiert. Die Venen stellen aber auch ein Speicherorgan für das Blut dar, aus dem je nach der körperlichen Belastung mehr Blut für eine verstärkte Durchblutung des Körpers bereitgestellt werden kann. Weiterhin reguliert das Venensystem auch die Körperwärme. Bei Kälte ziehen sich die Venen zusammen, und in warmer Umgebung weiten sich die venösen Gefäße.
Venen sind sehr elastisch und können sich deshalb gut an unterschiedliche Blutmengen im Gefäß anpassen. Sie müssen im Gegensatz zu den Arterien auch keinen hohen Druck aushalten. Aufgebaut ist die Wand der Venen aus drei Gewebeschichten (Intima, Media, Adventitia). Viele glatte Muskelzellen der mittleren Gewebeschicht sorgen für die hohe Elastizität der Venen.

Bestandteile des Venensystems

▶ Oberflächliche Venen
▶ Verbindungsvenen (Perforansvenen)
▶ Tiefe Venen
▶ Venenklappen
▶ Wadenmuskelpumpe

Oberflächliche Venen

An den Armen und Beinen liegt das oberflächliche Venensystem direkt unter der Haut. Von dort wird das Blut in die tiefer gelegenen Venen und weiter zum Herzen geleitet. Große Bedeutung haben dabei die große und kleine Rosenkranzvene, die man auch als Stammvenen bezeichnet. Über sie werden etwa zehn Prozent der Gesamtblutmenge in Richtung Herz geleitet.

- Die große Rosenkranzvene beginnt am inneren Fußknöchel und zieht sich an der Beininnenseite bis in die Leistengegend, wo sie in das tiefe Venensystem mündet.
- Die kleine Rosenkranzvene beginnt am äußeren Fußknöchel und gelangt über die Unterschenkelrückseite bis in die Kniekehle. Dort mündet sie in die tiefe Kniekehlenvene.

Bei schlaffen und erweiterten Venen wirken Kaltwasseranwendungen tonisierend und therapeutisch günstig.

Tiefe Venen

Das tiefe Venensystem der Beine umfasst drei paarig angelegte Unterschenkelvenen, nämlich die vordere und hintere Schienbeinvene, die Wadenbeinvenengruppe, die Kniekehlenvene sowie die tiefe Oberschenkelvene.

Etwa 90 Prozent der venösen Gesamtblutmenge werden über die tiefen Venen in Richtung Herz abgeleitet. Zwischen dem tiefen und oberflächlichen Venensystem gibt es an den Beinen – bevorzugt am Unterschenkel – unzählige Oberflächenvenen und kleinere Venengeflechte, die durch die Muskelgewebehülle hindurchtreten und netzförmige Querverbindungen zwischen den venösen Gefäßen herstellen.

Venenklappen

Damit das venöse Blut in den Hohlvenen entgegen der Schwerkraft von den Extremitäten zum Herzen transportiert werden kann, verhindern in den oberflächlichen und tiefen Venen zahlreiche Venenklappen, dass das Blut in den Gliedmaßen »versackt«. Das Venenklappensystem funktioniert wie ein Förderband mit Schaufeln, über welches das Blut rhythmisch nur in Richtung Herz transportiert wird. Besonders wichtig sind funktionierende Klappen in den Beinen, weil von hier der Weg zum Herzen besonders lang und steil ist. Funktionieren die Klappen nicht oder sind sie beschädigt, kommt es zu Durchblutungsstörungen und zum Blutstau in den Beinen. Sind die Mündungsklappen an den großen Venen undicht, fließt Blut aus den tiefen Oberschenkel- und Beckenvenen in das oberflächliche Venensystem zurück. Dadurch wird die Bildung von Krampfadern begünstigt.

Starkes Übergewicht oder Berufe, bei denen Sie viel stehen oder gehen müssen, können die Bildung von Krampfadern begünstigen.

Muskelpumpen

Neben den Venenklappen ist die Wadenmuskelpumpe der Beinmuskulatur ein wichtiges Hilfsinstrument, um Blut von den Füßen zum Herzen zu transportieren. Durch die Kontraktionen der Zehen-, Fußsohlen- und Wadenmuskulatur entsteht ein Pump-Saug-Mechanismus, der die Blutgefäße regelmäßig zusammenpresst und das venöse Blut nach oben befördert. Die Sogwirkung der Muskelaktivität hilft auch in anderen Körperregionen, das venöse Blut zum Herzen zu treiben. So wirkt beispielsweise die Atmung vor allem durch die Zwerchfellbewegung (Zwerchfellpumpe) wie ein venöser Sog, der das Blut aus den Armen und der oberen Körperhälfte sowie dem Bauchbereich zieht.

Krampfadern

Krampfadern werden medizinisch als Varizen bezeichnet. Das Krankheitsbild heißt Varikose. Varizen sind die häufigsten Erkrankungen der oberflächlichen Venen. Der Name »Krampfader« hat aber nichts mit Krämpfen, beispielsweise Wadenkrämpfen, zu tun, sondern leitet sich vom mittelalterlichen Begriff »Krum(b)ader« ab und verweist auf das geschlängelte, krumme Erscheinungsbild der erkrankten Venen.
Diese bläulichen Blutadergeflechte wölben sich sicht- und tastbar durch die Haut und erzeugen Beschwerden von nur kosmetischer Bedeutung bis zu Venenentzündungen und Venenthrombosen.

Wie Krampfadern entstehen

Im Lauf der biologischen Evolution entwickelte der Mensch den aufrechten Gang – mit all seinen Vor- und Nachteilen. Die aufrechte Haltung ermöglicht einen guten Geländeüberblick, was für die Jäger und Sammler der frühen Menschheitsgeschichte ein wichtiger Überlebensvorteil war. Sie erschwert aber auch den Rücktransport venösen Bluts aus der Körperperipherie zum Herzen. Ein ausgeklügeltes System aus Muskelpumpen und Venenklappen, von Pump- und Saugwirkung sorgt dafür, dass der Transport gegen die Gesetze der Schwerkraft dennoch funktioniert. Wird dieses System gestört, so verändert sich die Fließgeschwindigkeit des Bluts, die Verklumpungsgefahr steigt, und die Venen werden geschädigt.

Am häufigsten gehen Krampfadern auf eine angeborene Venenwandschwäche zurück – Venenwandveränderungen und defekte Venenklappen verursachen dann in der Folge Durchblutungsstörungen in den Beinen und venösen Blutstau.

Zwei Ursachen für Krampfadern

- Als primäre Varikose bezeichnet man Krampfadern und zahlreiche andere Funktionsstörungen des Venensystems, die aufgrund einer erblichen Veranlagung zur Venenwandschwäche entstehen.
- Eine sekundäre Varikose liegt vor, wenn die Veranlagung zur Venenschwäche nicht angeboren ist, sondern ein Krampfaderleiden der oberflächlichen Venen durch Verstopfungen (Thrombosen) und Verengungen (Stenosen) der tiefen Venen verursacht ist. Verstopfte tiefe Beinvenen können die Venenklappen der Verbindungsvenen stark belasten und sie beschädigen. Das Blut fließt in den tiefen Venen nicht schnell genug ab und staut sich zurück bis in die oberflächlichen Gefäße. Der erhöhte Druck lässt die Venen dann sichtbar hervortreten als geschlängelt verlaufende Krampfadern.

Krampfadervarianten

Man unterscheidet verschiedene Typen von sichtbaren und weniger sichtbaren Krampfadern.

- Stammvarikose: Die große und kleine Rosenkranzvene am Bein gelten als wichtige Stammvenen des oberflächlichen Venensystems. Die

Stammvarikose entsteht hauptsächlich durch Störungen der Schließfähigkeit der Venenmündungsklappen – sie entwickelt sich von der Leiste ausgehend nach unten bis zum Knöchel.

- Seitenastvarikose: Wenn Seitenäste der Stammvenen betroffen sind, können sich in diesem Beinbereich Krampfadern bilden. Stamm- und Seitenastvarikose treten meist gemeinsam auf.
- Netzvarikose: Kleine Krampfadern, die über dem Unter- und Oberschenkel verteilt auftreten können, werden als netzförmige Varizen bezeichnet. Solche Krampfadern schimmern bläulich durch die Haut und werden vor allem bei Frauen im mittleren Alter beobachtet.
- Verbindungsvenenvarikose: Sind die Verbindungsvenen und Venenklappen zwischen dem oberflächlichen und tiefen Venensystem funktionsgestört, kann eine so genannte Perforansvenenvarikose entstehen. Solche Störungen führen häufig zu Beingeschwüren und venösen Stauungen.
- Besenreiservarikose: Dieses Krankheitsbild zeigt sich durch besenreiserartig auseinanderstrebende, rotblaue dünne Gefäßäste, die unschön aussehen. Besenreiser treten ohne Grund auf, sind aber in der Regel harmlos. Vor allem während der Schwangerschaft können sich vorübergehend Besenreiser bilden. Besenreiser weisen auf eine bestehende – meist erblich bedingte – Venenwandschwäche hin.

Nach einer Verödung erscheinen die Besenreiser zunächst besonders gerötet – dann dunkeln die behandelten Gefäße nach und die Besenreiser sind nicht mehr sichtbar. Sauna, Sonnenbäder, Solarium und unnötige Beinerwärmung sollten während der ersten zwei Monate nach der Therapie vermieden werden.

Beschwerden bei Krampfadern

- Spannungsgefühl in den Beinen
- Schwere müde Beine (besonders im Sommer)
- Kribbeln oder Unruhegefühl in den Beinen (selten)
- Geschwollene Unterschenkel und Knöchel (besonders abends, bei längerem Stehen oder Sitzen, bei Wärme)
- Wadenkrämpfe nachts (selten)

Meist entstehen Krampfadern zuerst an den Unterschenkeln, dem am weitesten vom Herzen entfernten Bereich des Körpers.

Regeln zur Vorbeugung von Beschwerden durch Venenerkrankungen:
SSS-Regel: Sitzen und Stehen ist schlecht
LLL-Regel: Lieber Liegen und Laufen

Therapie von Venenerkrankungen

Da Krampfadern in den meisten Fällen erblich bedingt sind, gibt es keine endgültige Heilung. Aber wir kennen wirksame Möglichkeiten, der Krankheitsentwicklung vorzubeugen, sowie eine Reihe von Therapien, die ein Fortschreiten der Erkrankung aufhalten und das Krankheitsbild bessern – wenn sie früh genug eingesetzt werden. Zahlreiche medizinische, naturheilkundliche und vor allem Kompressionsverfahren zur Venentherapie stehen zur Verfügung.

Gymnastische Übungen oder wechselwarme Waschungen, wie in der Naturheilkunde beschrieben, können einer Verschlimmerung von Krampfaderleiden entgegenwirken.

Krampfadern operieren

Krampfadern stören kosmetisch, weil sie häufig an gut sichtbaren Hautpartien auftreten. Krampfadern sollten aber vor allem deswegen frühzeitig behandelt werden, weil sie eine ernst zu nehmende Gefäßerkrankung sind und schwere Komplikationen verursachen können. Die Ursache der Krampfaderbildung sollte unbedingt ergründet werden, denn hält die Ursache an, können später ernste Beschwerden auftreten.

▶ Sklerosierung: Die Verödung ist ein sicheres und wirksames Therapieverfahren bei störenden Besenreiservarizen. Der Arzt spritzt mit einer sehr feinen Nadel eine Verödungsflüssigkeit in die Besenreisergefäße. Anschließend werden die Gefäße mit einem Tupfer zusammengepresst und ein Kompressionsverband angelegt. Schrittweise werden so an unterschiedlichen Tagen unschöne Besenreiser verödet. Die Behandlung ist nach etwa zwei Monaten abgeschlossen. Gelegentlich aber können nicht alle Besenreiser vollständig zum Verschwinden gebracht werden oder sie treten nach einiger Zeit wieder auf. Die Verödung kann in jedem Lebensalter durchgeführt und beliebig oft wiederholt werden.

▶ Laser: Die Lasertechnik wird seit kurzem auch zur Therapie von Venenerkrankungen eingesetzt. Langzeiterfahrungen liegen zwar noch nicht vor, bei einigen Krankheitsbildern hat sich der Laser jedoch mittlerweile als Behandlungsinstrument etabliert. So genannte gepulste Farbstofflaser benutzt man beispielsweise mit Erfolg zur Behandlung von Besenreisern.

Vorteile der Venenoperation

- Geringes Operationsrisiko
- Gewebeschonende Eingriffe
- In der Regel keine Vollnarkose
- Häufig kein stationärer Klinikaufenthalt
- Geringe Nebenwirkungen (Bluterguss, Lymphabflussstörung)
- Gute und schnelle Abheilung
- Kosmetisch günstige Therapieergebnisse

▶ Venenstripping: Mit diesem operativen Verfahren wird die große Rosenkranzvene, die an der Innenseite des Beins entlangläuft, entfernt. Die Methode wird schon seit knapp 100 Jahren mit Erfolg eingesetzt. Durch zwei kleine Hautschnitte legt man die Vene frei, durchtrennt sie oben und unten und zieht die Krampfader mit Hilfe einer Sonde, die in das Gefäß eingeführt wurde, in ganzer Länge heraus. Anschließend wird drei bis sechs Wochen lang eine Kompressionstherapie mit elastischen Binden oder Kompressionsstrumpf durchgeführt. Die Operation kann in Vollnarkose, aber auch unter lokaler Betäubung erfolgen. Bereits wenige Stunden nach dem Eingriff können die Patienten aufstehen und umhergehen.

▶ Phlebektomie: Ein weiteres, wenig belastendes Operationsverfahren ist die chirurgische Entfernung krankhaft veränderter Venen.

▶ Miniphlebektomie: Kleinere Krampfadern an den Beinen können mit der Häkchenmethode (Miniphlebektomie) unter Lokalbetäubung ambulant behandelt werden.

▶ Krossektomie: Als Krossektomie bezeichnet man die Behandlung eines Verschlusses der Veneneinmündungsstellen in der Leiste oder Kniekehle. Nach jeweils einem kleinen Einschnitt in der Kniekehle bzw. der Leiste werden die Einmündungsstellen der Venen freigelegt und unterbunden, so dass kein Blut mehr in die Krampfader gelangen kann. Der Patient kann in der Regel drei bis vier Stunden nach der Operation bereits wieder nach Hause gehen. Darüber hinaus müssen gelegentlich geschädigte Verbindungsvenen operativ unterbunden werden.

Für Kneippanwendungen gelten folgende Vorsichtsmaßnahmen:
- Bei Trockenbürstungen die Beine bei bestehenden Krampfadern nicht bürsten!
- Keine Fußbäder über Knöchelhöhe.

Individuelle Kompressionstherapie

Die wirksamste therapeutische Maßnahme bei Venenerkrankungen ist die individuell angepasste Kompressionstherapie.

▶ Kompressionsverband: Geschwollene Beine, Venenentzündungen und offene Geschwüre können erfolgreich mit Kompressionsverbänden behandelt werden. In den noch funktionsfähigen Venen erhöht sich durch die Kompression die Blutströmungsgeschwindigkeit und das Bein wird entstaut. Es gibt Kurz- und Langzugbinden, die unterschiedliche Drücke auf das Bein ausüben.

▶ Intermittierende Kompression: Diese Entstauungsmethode wird in der ärztlichen Praxis seit vielen Jahren und mit großem Erfolg bei Venenerkrankungen angewandt. Das betroffene Bein wird in eine aufblasbare Manschette gesteckt, die durch einblasbare Druckluft komprimierend wirkt – eine vorübergehend entstauende Maßnahme.

▶ Kompressionsstrümpfe: Nachdem durch Kompressionsverbände das betreffende Bein entstaut wurde, empfiehlt sich für die Langzeitbehandlung von Venenerkrankungen der Kompressionsstrumpf. Kompressionsstrümpfe verhindern ein Wiederanschwellen venenkranker Beine und verbessern den venösen Blutfluss am Bein. Solche Strümpfe werden als Wadenstrümpfe, Halbschenkel- und Schenkelstrümpfe und als Strumpfhosen auch für Schwangere – inzwischen in modischen Farben – angeboten. Je nach dem Grad der Venenschwäche und der Belastung des Patienten im Alltag können Kompressionsstrümpfe in drei verschiedenen Klassen (Kompressionsklassen I bis III) eingesetzt werden. Kompressionsstrümpfe sollten am besten in einem Sanitätshaus individuell angepasst werden.

Kompressionsstrümpfe sollten angezogen werden, bevor Sie morgens das Bett zum ersten Mal verlassen. Dann sind die Beine optimal entstaut. Die morgendliche Dusche verlegen Sie am besten auf den Abend.

Regeln für Kompressionsstrumpfträger

▶ Mit einem Gummihandschuh können Kompressionsstrümpfe leichter angezogen werden – ein Seidenstrumpf unter dem Kompressionsstrumpf erleichtert das An- und Ausziehen.

▶ Keine Gel- und Salbenanwendung unter einem Kompressionsstrumpf!

▶ Beine nicht einfetten!

▶ Kompressionsstrümpfe müssen morgens im Bett angezogen werden, da das Bein dann entstaut ist.
▶ Tragen Sie nachts keine Kompressionsstrümpfe!

Schutz vor Krampfadern während der Schwangerschaft

Krampfadern sind eine häufige, unerwünschte Begleiterscheinung der Schwangerschaft. Durch Hormoneinwirkungen weiten sich die venösen Gefäße, und es kann zu einem Blutandrang in den Venen kommen. Darüber hinaus ist die Gesamtblutmenge im Körper erhöht, und das heranwachsende Kind im Bauch der Mutter drückt zunehmend auf die Bauch- und Beckenvenen – die Gefahr für Durchblutungsstörungen nimmt zu. Zur Vorbeugung von Gefäßkomplikationen werden folgende Maßnahmen empfohlen:
▶ Bewegen Sie sich so viel wie möglich (Gehen, Wandern, Schwimmen, Rad fahren) – vermeiden Sie langes Stehen oder Sitzen in Beruf und Freizeit (Flugzeug, Auto, Theater, Fernsehen).
▶ Sitzen Sie nicht zu tief, vermeiden Sie harte Stuhlkanten, und schlagen Sie nicht die Beine übereinander.
▶ Tragen Sie vier bis sechs Wochen nach der Schwangerschaft Kompressionsstrümpfe, die vor Krampfadern und Thrombosen schützen.
▶ Kühlen Sie die Beine bei heißem Wetter – lagern Sie die Beine so oft wie möglich hoch (vor allem nachts).
▶ Vermeiden Sie lange Sonnenbäder und warme Bäder.
▶ Nehmen Sie möglichst keine Medikamente während der Schwangerschaft ein.

Folgende Angaben finden sich auf einem Rezept über Kompressionsstrümpfe:
- Anzahl der Strümpfe – Einzelstück oder Paar
- Kompressionsklasse
- Länge
- Serienstrumpf oder Maßanfertigung
- Diagnose

Dicke Beine

Wenn Krampfadern durch Venenverschlüsse am Bein lange Zeit bestehen, kann sich ein so genanntes postthrombotisches Syndrom entwickeln – auch chronisch venöse Insuffizienz (Schwäche) genannt. Die dauernde Stauung führt zu ständig geschwollenen Beinen, erweiterten dunklen bis schwarz-bläulichen Venen am Fußrand und am

Zeichen des postthrombotischen Syndroms

- Stark geschwollene Unterschenkel und Knöchel
- Dumpfe und ziehende Schmerzen
- Verhärtung der Haut
- Wadenkrämpfe
- Krampfadern
- Hautverfärbungen
- Hautausschläge

Knöchel sowie zu unschönen Hautverfärbungen. Das Unterhautfettgewebe ist verhärtet und die Gefahr von Entzündungen mit nässenden Hautausschlägen erhöht. Bei chronischen Venenerkrankungen sollte frühzeitig eine wirkungsvolle Kompressionstherapie durchgeführt werden, um weitere Komplikationen wie Unterschenkelgeschwüre zu verhindern. Wird eine Thrombose zu spät erkannt und nicht richtig behandelt, drohen noch nach Jahren schlimme und schwer beherrschbare Beingeschwüre.

Lagern Sie das Bein hoch, legen Sie einen sterilen Druckverband mit Wundauflage an, wenn eine gerissene Krampfader blutet – und rufen Sie sofort einen Arzt!

Das offene Bein

Krampfadern führen zu venösen Durchblutungsstörungen, die wiederum zu einer Mangelernährung der Haut führen können. Die Haut verfärbt sich bläulich oder bräunlich, und bei weiter fortbestehender Störung kann sich ein Unterschenkelgeschwür, das offene Bein (Ulcus cruris), entwickeln. Am häufigsten tritt ein offenes Bein im Endstadium einer chronischen Venenerkrankung auf.

Entzündete Oberflächenvenen

Bei stark erweiterten Krampfadern können oberflächliche Venenentzündungen entstehen, wodurch es im Bereich der betroffenen Vene zu Rötung, Erwärmung und Druckschmerz kommt. Man spricht dann von einer Varikophlebitis. Oberflächliche Venenentzündungen werden in der Regel nicht durch eine bakterielle Infektion hervorgerufen.

Meist führen Blutgerinnsel in den Venen zu diesen Entzündungen. Sie treten als Komplikation von Krampfadern auf, können sich aber auch spontan ohne erkennbare Ursache entwickeln. Entzündete Venen zeigen sich als gerötete, heiße oder schmerzhafte Stränge auf der Haut, die gelegentlich auch zu einer Schwellung führen. Solche Entzündungen können sehr hartnäckig sein und wochenlang anhalten – die Gefahr einer Lungenembolie ist jedoch gering. Schreitet die Entzündung vom Oberschenkel zur Leiste fort, muss eine Behandlung mit gerinnungshemmenden Mitteln durchgeführt werden. In der Regel wird der Arzt Heparinspritzen verschreiben. Bei lokalen Venenentzündungen kommt es nicht zur venösen Stauung.

Bettruhe ist bei Venenentzündungen nicht angesagt. Viel Bewegung mit angelegtem Kompressionsverband hält das Blut in Schwung und verhindert Stauungen.

Wirksam gegen Venenentzündungen

▶ Kompression und Bewegung: Die wichtigste Maßnahme bei oberflächlichen Venenentzündungen ist der Kompressionsverband. Viel Bewegung mit angelegtem Kompressionsverband fördert die schnelle Abheilung der Entzündung.

▶ Wickel: Bei akuten Krampfaderbeschwerden und Venenentzündungen haben sich auch kühlende Wickel, mit Quark oder Heilerde (Lehm), bewährt. Die Kühlwirkung der Wickel lässt nach etwa einer halben Stunde nach. Wickel können Sie täglich mehrmals anwenden.

▶ Salben, Gels und Cremes: Wirkstoffe wie Heparin oder Hirudin werden auch über die Haut aufgenommen und fördern die Abheilung. Als pflanzliche Heilmittel stehen Mäusedorn- und Rosskastanienextrakte zur Verfügung.

Tragen Sie Salben, Cremes oder Gels nicht dick, sondern lieber dünn und häufiger – etwa alle vier Stunden – auf befallene Hautbezirke auf. Bei Salben und Cremes dringen die Wirkstoffe besser in tiefere Hautschichten vor als bei kühlenden Gels.

Tiefe Venenthrombosen

Thrombosen entstehen durch Blutgerinnsel oder Blutpropfe in sonst durchgängigen Gefäßen. Eine tiefe Venenthrombose ist ein schweres Krankheitsbild, das in ärztliche Behandlung gehört und zu lebensbedrohlichen Folgeerscheinungen (postthrombotisches Syndrom, Lungenembolie) führen kann. Normalerweise gerinnt das Blut im

Ausdauersportarten wie Rad fahren, Wandern und Schwimmen gehören zu den besten Mitteln, um Venenthrombosen vorzubeugen.

Gefäßsystem nicht, Veränderungen der Venenwand, eine verlangsamte Blutströmung und eine veränderte Blutzusammensetzung können die Thrombosegefahr jedoch deutlich erhöhen. Am häufigsten sind die Becken- und Beinvenen von tiefen Thrombosen betroffen, grundsätzlich können Thrombosen jedoch überall im Körper vorkommen – etwa in den Armvenen oder im unteren Abschnitt der großen Bauchvene.

Thromboserisiken

Die Thrombosegefahr erhöht sich immer dann, wenn über längere Zeit die Bewegung fehlt oder eingeschränkt ist, also beispielsweise durch Bettlägerigkeit, nach größeren Operationen, Hüftgelenksbrüchen, Herzinfarkten, Schlaganfällen sowie durch Gipsverbände, aber auch durch langes Sitzen bei Auto-, Flug- und Zugreisen. Darüber hinaus steigt die Thrombosegefahr auch nach Strahlentherapien an, da diese die Gefäßwände schädigen. Weitere Risikofaktoren sind eine Schwangerschaft, die Einnahme hormoneller Verhütungsmittel vor allem bei Raucherinnen, bereits bestehende Venenleiden, z. B. Krampfadern, sowie angeborene Anomalien des Venen- und Gerinnungssystems.

So schützen Sie sich vor Reisethrombosen

Wenn Sie gering gefährdet sind

- Legen Sie bei Autofahrten häufiger Pausen ein
- Wählen Sie bei Flug- oder Zugreisen einen Gangplatz, stehen Sie häufig auf, und gehen Sie durch den Gang
- Mehrfaches Beugen und Strecken der Gelenke trainiert die Venen auch im Sitzen und Stehen
- Trinken Sie viel Flüssigkeit (aber möglichst keinen Alkohol)
- Rauchen Sie nicht
- Verzichten Sie bei Flugreisen auf Beruhigungs- oder Schlafmittel

Wenn Sie mäßig gefährdet sind

- Tragen Sie während der Reise Kompressionsstrümpfe, und lassen Sie sich vor dem Reiseantritt ärztlich beraten

Wenn Sie stark gefährdet sind

- Spritzen Sie vor der Reise nach ärztlicher Anweisung Heparin

Warnende Symptome

Ein plötzlicher dumpfer ziehender Waden-, Kniekehlen- oder Fußsohlenschmerz, eine angespannte Wadenmuskulatur, plötzliche Schwellungen im Knöchelbereich und das zunehmende Anschwellen des gesamten Beines sind deutliche Hinweise auf eine tiefe Venenthrombose. Lässt man das Bein herabhängen, kann es sich blau verfärben – gelegentlich kommt es zu Fieber oder leichten Einschränkungen des Allgemeinbefindens. Bei Anzeichen auf eine akute tiefe Venenthrombose sollten Sie sofort einen Arzt aufsuchen. In der Klinik können mit modernen Diagnoseverfahren (Phlebografie, Ultraschalluntersuchungen) tiefe Venenthrombosen sicher erkannt werden.

Thrombosetherapie

Die Behandlung tiefer Venenthrombosen soll die fortschreitenden Stauungssymptome hemmen und den Verschluss beseitigen, um bedrohliche Lungenembolien oder ein postthrombotisches Syndrom zu verhindern. Bei akuten Thrombosen wird in der Regel eine fünf- bis zehntägige Bettruhe verordnet.

- Kompressionstherapie: Um den Druck auf die thrombosierten Venen zu erhöhen, müssen die Beine mit Kompressensbinden gewickelt werden. Der Blutfluss wird dadurch gesteigert und das weitere Fortschreiten der Erkrankung verhindert. Kompressionsstrümpfe allein sind nicht ausreichend.
- Medikamente: Um die Gerinnungsgefahr zu verringern, wird meist Heparin gespritzt. Darüber hinaus stehen auch Thrombolytika zur Verfügung, die zur Auflösung eines Thrombus beitragen. Sie erhöhen jedoch die Blutungsneigung.
- Nachbehandlung: Nach der Akutbehandlung einer tiefen Beinvenenthrombose ist eine etwa sechsmonatige Therapie mit Marcumar oder Heparin notwendig. Beide Medikamente sorgen dafür, dass die Gerinnungsneigung des Bluts reduziert wird. Zusätzlich müssen Kompressionsstrümpfe getragen werden, deren richtiger Sitz regelmäßig kontrolliert werden sollte.

Der Kompressionsverband darf nicht locker, aber auch nicht einschnürend gewickelt sein, sonst wird die Zirkulation gehemmt. Er soll Stauungen vermeiden und gleichmäßigen Druck auf das Gewebe ausüben.

Merkmale einer möglichen Lungenembolie

- Plötzlich einsetzende Atemnot
- Rippenfellschmerzen
- Beschleunigter Puls
- Schweißausbruch und Bluthusten
- Todesangst des Betroffenen
- Schock

Lebensgefährliche Komplikation – die Lungenembolie

Löst sich ein Blutgerinnsel von der Venenwand, wird es mit dem Blutstrom zum Herzen geschwemmt und gelangt von dort in die Blutstrombahn der Lunge. Durch den Blutpropf (Embolus) kann dann ein Lungengefäß verschlossen werden. Dies führt zum Blutrückstau in die rechte Herzkammer sowie zu akuter Atemnot und einem beschleunigten Puls. Jährlich sterben in Deutschland ca. 20 000 bis 30 000 Menschen an einer Lungenembolie. Sie ist die gefährlichste Komplikation venöser Durchblutungsstörungen. Fast immer stammen Blutgerinnsel, die eine Lungenembolie verursachen, aus Becken- und Beinvenen. Bei kleineren Lungenembolien können gar keine Symptome oder nur leichte, atemabhängige Schmerzen auftreten. Ist ein großer Bereich der Lunge betroffen, kommt es zu schwersten Schmerzen hinter dem Brustbein. Das Beschwerdebild einer Lungenembolie gleicht dem Herzinfarkt. Leider werden Lungenembolien häufig nicht rechtzeitig erkannt.

Hämorrhoiden hat eigentlich jeder Mensch – ob sie krankhaft verändert sind und behandelt werden sollten, hängt jedoch von der individuellen Beschaffenheit des Bindegewebes und dem persönlichen Lebensstil ab.

Spezialfall Hämorrhoiden

Über Beschwerden durch Hämorrhoiden wird häufig weder mit dem Partner, noch mit Bekannten oder dem Hausarzt gesprochen. Da bei mehr als zwei Drittel aller Erwachsenen bei Enddarmuntersuchungen Hämorrhoiden nachgewiesen werden können, sollte man über Vorbeugungs- und Behandlungsmöglichkeiten informiert sein.

Was sind Hämorrhoiden?

Der so genannte Enddarm ist das letzte Teilstück des Verdauungskanals. Im Enddarm wird der Stuhl so lange gelagert, bis durch den zunehmenden Stuhldrang die Ausscheidung erfolgt. Der Analkanal mit innerem und äußerem Schließmuskel kontrolliert die Stuhlausscheidung. Die Ausscheidung selbst erfolgt über ein kompliziertes Zusammenspiel von willkürlichen und unwillkürlichen Schließmuskeln.
Um die Schließfähigkeit zu verbessern, befindet sich im Analkanalgewebe ein Gefäßgeflecht, das sich wie ein Schwellkörper erweitern kann. Im Aftergewebe liegen ebenfalls Venen, die sich stark dehnen können. Als Hämorrhoiden werden knotenförmige Erweiterungen bezeichnet, die sich in der Schleimhaut befinden, die den Analkanal auskleidet. Tritt derartiges knotiges Gewebe in der Nähe der Afteröffnung auf, spricht man von äußeren Hämorrhoiden. Das Pressen beim Stuhlgang führt zur Vorwölbung der Gewebeknoten und kann die Bildung schmerzhafter Blutgerinnsel auslösen. Berufstätige wie Fernfahrer oder Büroangestellte, die sehr viel sitzen, sind besonders häufig von äußeren Hämorrhoiden betroffen. Auch das lange Sitzen bei Langstreckenflügen fördert Beschwerden durch Hämorrhoiden.
Mit Salben oder Zäpfchen können Beschwerden durch Hämorrhoiden gelindert werden. Wenn Hämorrhoiden weiter oben im Analkanal auftreten, spricht man von inneren, echten Hämorrhoiden. Zu den Faktoren, die Hämorrhoiden begünstigen, zählen:

- Anlagebedingte Bindegewebeschwäche
- Sitzende Lebensweise
- Übergewicht, Schwangerschaft
- Chronische Verstopfung
- Falsche, ballaststoffarme Ernährung

Wenn Sie ein Fremdkörpergefühl im Darm spüren und die Stuhlentleerung schmerzhaft oder gar Blut im Stuhl ist, sollten Sie einen Arzt aufsuchen – hinter solchen scheinbar harmlosen Beschwerden könnten sich ernste Erkrankungen verbergen!

Typische Afterbeschwerden

Bei Hämorrhoiden kommt es häufig zu Blutungen im Mastdarm sowie zu Schmerzen oder Missempfindungen während und nach dem Stuhlgang. Wenn die Gewebeknoten aus dem Darmkanal herausragen,

Sogar bei einer erblichen Veranlagung für eine Bindegewebeschwäche können sich Hämorrhoiden durch körperliche Bewegung und konsequente ballaststoffreiche Kost wieder vollständig zurückbilden, so dass Hämorrhoiden nicht operiert werden müssen!

können sie Juckreiz oder Ekzeme verursachen. Die Größe der Knoten ist in der Regel nicht für die Stärke der Beschwerden ausschlaggebend. Betroffene verspüren häufig falschen Stuhldrang oder leiden unter Sitzbeschwerden. Erschreckend wirken hellrote Blutauflagerungen auf dem Stuhl. In der Regel stammt frisches hellrotes Blut im Stuhl aber von harmlosen Hämorrhoiden. Da sich aber auch ernste Magen-Darm-Erkrankungen durch Blutbeimischungen im Stuhl bemerkbar machen, sollte auf jeden Fall ein Arzt zurate gezogen werden.

Selbsthilfe und Therapie

Die wirksamsten Maßnahmen gegen Hämorrhoiden sind ausreichend körperliche Bewegung, ballaststoffreiche Kost sowie genügend Flüssigkeitszufuhr. Besonders wichtig ist ein regelmäßiger Stuhlgang. Wenn der Darm träge oder verstopft ist, muss bei der Stuhlentleerung zu stark gepresst werden, und die Hämorrhoidenknoten erweitern sich. Venenmittel – etwa Rosskastanienextrakte – können bei Hämorrhoiden als Zäpfchen oder Salbe häufig mit Erfolg eingesetzt werden. Wichtig ist vor allem eine sorgfältige Afterhygiene.

Werden Hämorrhoiden lange Zeit verschleppt und nicht konsequent durch Umstellung des Lebensstils behandelt, nutzen die vielen angebotenen Hämorrhoidenmittel meist auch nicht viel. Nehmen die Beschwerden zu, kann eine operative Behandlung nötig werden. Operationen von Hämorrhoiden werden stationär in örtlicher Betäubung durchgeführt – und zwar durch operative Entfernung, durch Verödung oder mit einer neuartigen, besonders gewebeschonenden Laserbehandlung.

Ballaststoffe schützen vor Hämorrhoiden

- Getreide: Weizenkleie, Frühstücks- und Haferflocken, Vollkornbrot
- Obst: Rote Johannisbeeren, Heidelbeeren, Äpfel, Bananen
- Gemüse: Auberginen, Bohnen, Spinat, Erbsen, Rotkohl, Möhren, Kartoffeln, Spargel, Tomaten
- Plantago-ovata-Fasern

Arzneimittel bei schwachen Venen

- Wasserausschwemmende Mittel (Diuretika) schützen vor Wasseransammlungen in den Beinen und sind rezeptpflichtig.
- Die Spannkraft erhöhende Mittel wie Wirkstoffe des Mutterkorns sind rezeptpflichtig.
- Gefäßabdichtende Mittel, die vor Wasseransammlungen im Gewebe schützen (Ödemprotektiva), sind meist gut verträgliche pflanzliche Wirkstoffe. Sie sind zur Selbstanwendung geeignet.

Naturmittel stärken schwache Venen

Es gibt unzählige Venenmittel in Form von Salben, Gels, Cremes, Dragees und Tropfen. Vielfach wurden diese Mittel in den letzten Jahrzehnten kritiklos eingesetzt. Ihre Wirksamkeit wird deshalb häufig angezweifelt. Wichtig ist es, zu wissen, welches Mittel wann und in welcher Dosierung sinnvoll verabreicht wird. Folgende Tatsachen sind hierbei von Bedeutung:

- Aus einer Krampfader wird niemals wieder eine gesunde Vene.
- Die Diagnose einer chronischen Venenschwäche sollte gesichert sein: Typische Beschwerden sind schwere müde Beine, Schwellungen, Spannungsgefühl, Schmerzen und Juckreiz im Bein.
- Venenoperationen schalten die kranken Venen aus, eine Kompressionsbehandlung oder Medikamente können die Beschwerden der venösen Blutrückflussstörung wirksam lindern.

Venenstärke aus der Pflanze

Pflanzliche Mittel, die die feinen Venengefäße abdichten, werden am häufigsten als Venenmittel eingesetzt. Sie sind vor allem im Frühstadium einer venösen Rückflussstörung mit typischen Venenbeschwerden sinnvoll. Darüber hinaus können Venenmittel auch zusätzlich zur Kompressionstherapie oder als Alternative bei einem abgeheilten offenen Bein eingesetzt werden.

Auch pflanzliche Venenmittel sollten möglichst nur zeitlich begrenzt eingenommen werden – besprechen Sie die Durchführung der Therapie und die Dosierung mit Ihrem Arzt. Vor der Selbstbehandlung sollte die ärztliche Diagnose stehen!

Venen sinnvoll salben: Bei Krampfadern und venösen Stauungen bessern Salben und Cremes in der Regel das Krankheitsbild nicht, sie können jedoch durch Kühleffekte die Beschwerden lindern. Kompressionsstrümpfe sind häufig die bessere Therapie. Vorsicht mit Salben bei offenem Bein!

- Rosskastanie: Die Wirkstoffe der Rosskastanie (Aescin) werden schon seit Jahrhunderten als Venenmittel genutzt. Rosskastanienextrakte müssen aber hoch genug dosiert und zweimal täglich eingenommen werden. Vor allem bei Schwellungen, die durch Sportverletzungen entstanden sind, hat sich Rosskastanienextrakt bewährt.
- Mäusedorn: Auch Inhaltsstoffe des Mäusedorns wirken gefäßabdichtend und sind bei Venenschwäche wirksam.
- Steinklee: Extrakte aus Steinkleekraut stärken schwache Venen und schützen vor Wasseransammlungen im Gewebe.
- Arnika: Wenn Krampfadern berührungsempfindlich sind und sich leichte Entzündungserscheinungen zeigen (Rötung, Schmerzen oder Schwellung), hilft Arnika.
- Zaubernuss (Hamamelis): Eine antientzündliche Wirkung haben auch die Wirkstoffe der Zaubernuss – vor allem bei wetterbedingter Verschlechterung oder während der Schwangerschaft.
- Buschmeister (Lachesis): Bei entzündlichen Beinbeschwerden, durch Venenschwäche verursacht, kann Buschmeister helfen.
- Pflanzenfarbstoffe (Flavonoide, Rutoside): Diese Substanzen erwiesen sich in ausreichender Dosierung als wirksame Venenmittel – aus Kostengründen zu gering dosierte Präparate sind unwirksam.

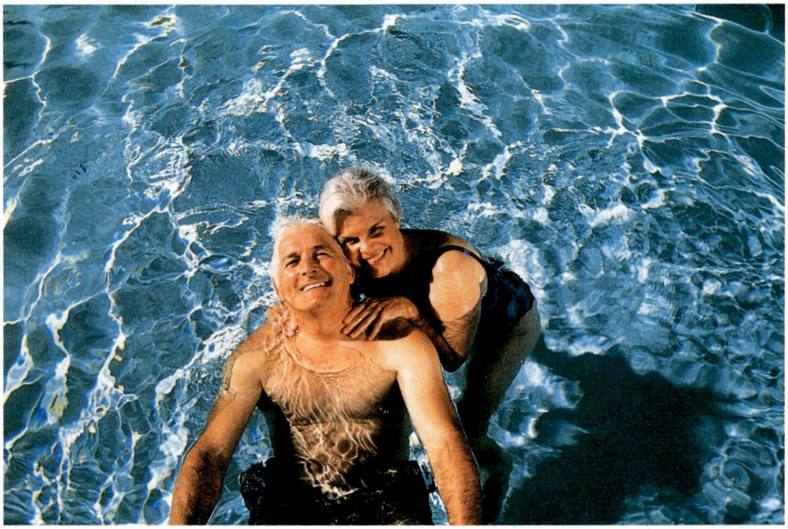

Regelmäßiges Schwimmen oder auch Bewegungsübungen im Wasser beugen einem Venenleiden vor. Zusätzlich werden die Gefäße gestärkt, der Kreislauf angeregt und die Durchblutung dadurch gefördert.

Wirksame Venengymnastik

Folgende Übungen sind zur Kräftigung der Venen und der Beinmuskulatur sehr wirksam – strecken Sie sich kräftig, bevor Sie mit den Übungen beginnen, damit die Muskeln aufgewärmt sind.
Üben Sie bei jeder Gelegenheit. Die Übungen lassen sich auch unauffällig am Schreibtisch, im Zug oder im Flugzeug durchführen.

Bei Venenleiden sind vor allem Sportarten sinnvoll, die die Muskulatur der Beine stärken und damit den Rückfluss zum Herzen fördern. Bringen Sie Ihren Blutkreislauf durch regelmäßige Gymnastik in Schwung.

Übungen im Sitzen

▶ Sie sitzen bequem im Stuhl, und beide Füße stehen flach auf dem Boden. Abwechselnd heben Sie nun – etwa zehnmal – Zehen und Fersen kräftig an.

▶ Sie sitzen auf die Arme gestützt mit ausgestreckten Beinen auf dem Boden. Dann ziehen Sie das rechte Bein fest, so nahe wie möglich über den Boden an das Gesäß heran – dann strecken Sie das rechte Bein wieder aus und ziehen das linke Bein an. Sie wiederholen diese Übung etwa fünfmal.

▶ Mit angezogenen Beinen sitzen Sie auf dem Boden und pressen mit den Händen die Knie zusammen. Versuchen Sie nun gegen den Widerstand der Hände die Knie auseinanderzudrücken. Halten Sie diese Anspannung etwa drei Sekunden, und lassen Sie dann locker. Wiederholen Sie diese Übung etwa fünfmal.

Übungen im Stehen

▶ Sie stehen flach auf den Fußsohlen und stellen sich auf die Zehenspitzen und wieder zurück in die Ausgangsstellung. Wiederholen Sie diese Übung etwa zehnmal.

▶ Gehen Sie im Zimmer auf und ab – und zwar so, dass Sie ganz bewusst Ihre Füße von der Ferse bis zu den Zehenspitzen abrollen. Lassen Sie sich Zeit!

▶ Sie stehen auf den Zehenspitzen, verlagern dann Ihr Gewicht auf die Fersen, wobei Sie versuchen, die Zehenspitzen anzuheben. Wiederholen Sie diese Übung mehrmals.

Die Übungen können natürlich nur Erfolg bringen, wenn sie wirklich regelmäßig und konsequent durchgeführt werden.

Führen Sie alle Übungen möglichst ohne Schuhe aus, damit der Fuß in seiner Beweglichkeit nicht eingeschränkt wird.

Übungen im Liegen

- Sie liegen flach auf dem Rücken, die Arme liegen seitlich am Körper. Heben Sie nun die Beine an, und fahren Sie Fahrrad in der Luft. Die Knie sollten möglichst nahe an den Brustkorb gezogen und die Beine anschließend durchgestreckt werden – machen Sie diese Übung mindestens 30 Sekunden.
- Sie liegen mit ausgestreckten Beinen auf dem Rücken. Spannen Sie nun die rechte Kniemuskulatur etwa eine Sekunde lang fest an, und lassen Sie dann wieder locker – die Beine bleiben ausgestreckt. Wiederholen Sie diese Übung fünfmal.
- Sie liegen auf dem Rücken, die Beine sind möglichst senkrecht nach oben gestreckt. Lassen Sie nun abwechselnd jeweils einen Unterschenkel nach unten kippen – der Oberschenkel bleibt in senkrechter Position. Strecken Sie anschließend den Unterschenkel wieder nach oben. Wiederholen Sie diese Übung fünfmal.
- Sie liegen flach auf dem Rücken, die Hände liegen hinter dem Kopf. Strecken Sie nun so fest wie möglich abwechselnd die Zehenspitzen nach vorne unten und wieder zurück. Wiederholen Sie diese Übung etwa 20-mal.
- Sie liegen flach auf dem Rücken, die Arme liegen seitlich am Körper. Ihre Beine sind nach oben ausgestreckt. Kreisen Sie nun abwechselnd mit den Füßen im Sprunggelenk, variieren Sie die Größe der Kreisbewegung. Lassen Sie sich Zeit, und wiederholen Sie die Übung mehrmals.
- Sie liegen flach auf dem Rücken, die Arme liegen seitlich am Körper, Ihre Beine sind nach oben ausgestreckt. Krallen Sie die Zehen beider Füße zusammen, und strecken Sie sie anschließend wieder.

Heilkräftiges Wasser

Wasseranwendungen sind sehr wirksam zur Stärkung der Blutgefäße und gegen Durchblutungsstörungen. Das wusste schon Pfarrer Sebastian Kneipp (1821–1897). Er entwickelte auf dieser Grundlage sein noch heute erfolgreiches Heilsystem. Es wird in vielen Kurorten als

Kneippkur angeboten. Waschungen und Güsse für die Beine mögen Ihnen vielleicht zunächst unangenehm oder gewöhnungsbedürftig erscheinen – wenn Sie jedoch einmal damit vertraut sind, werden Sie wahrscheinlich kaum mehr darauf verzichten wollen.

Wechselwarme Waschung

Ein kleineres Handtuch oder ein Waschlappen wird in 37 °C warmes Wasser getaucht. Anschließend waschen Sie von den Füßen ausgehend bis zum Oberschenkel das ganze Bein. Wiederholen Sie nun den Waschvorgang mit einem nasskalten (10 bis 15 °C) Tuch. Trocknen Sie die Beine nicht ab. Ruhen Sie eine Weile gut zugedeckt, und geben Sie sich dem wohligen, angenehm warmen Gefühl in den Beinen hin.

Vor allen Wasseranwendungen muss der Körper gut durchgewärmt sein, damit Sie nicht frieren. Bei allen Wasseranwendungen bleibt der Oberkörper bekleidet, damit keine Körperwärme verloren geht.

Wechselwarmer Knieguss

Der wechselwarme Knieguss wird mit mittelhartem Wasserstrahl durchgeführt – zunächst mit einer Wassertemperatur von 37 °C. Führen Sie den Brausestrahl dicht über der Haut von den Zehen und dem Fuß ausgehend an der Außenseite des Unterschenkels bis knapp unterhalb des Knies. Anschließend lassen Sie das Wasser 10 bis 20 Sekunden den gesamten Unterschenkel umspülen. Dann führen Sie den Wasserstrahl an der Innenseite des Unterschenkels zum Fuß zurück. Auf gleiche Weise behandeln Sie das andere Bein. Wiederholen Sie die Wasseranwendung mit kälterem Wasser (10 bis 15 °C). Ruhen Sie sich anschließend, ohne die Beine abzutrocknen, zugedeckt aus.

Wechselwarmer Schenkelguss

Im Prinzip wenden Sie hier dieselbe Technik wie bei einem Knieguss an, der Wasserstrahl wird jedoch an der Außenseite des Beins bis in Hüfthöhe geführt. Dann umspült der Wasserstrahl fünf bis zehn Sekunden das gesamte Bein. Anschließend wird der Wasserstrahl wieder an der Beininnenseite bis zur Ferse hinabgeführt. Sie können den Schenkelguss wechselwarm oder ausschließlich kalt durchführen.

Wassertreten

Je kälter das Wasser, desto kürzer der Guss!

Eine der besten Übungen für schwache Venen ist das Wassertreten. Es empfiehlt sich dann, wenn Sie sich bereits bei anderen Wasseranwendungen an die Durchblutungsreaktionen in den Beinen gewöhnt haben. Waten Sie wie ein Storch im kalten Wasser, indem Sie das Bein bei jedem Schritt ganz aus dem Wasser ziehen, bevor Sie es erneut eintauchen. Sobald Sie Kälte in den Füßen spüren, sollte die Übung beendet werden. Legen Sie sich anschließend zugedeckt hin, ohne die Füße vorher abzutrocknen.

Akupressur

Sie können sich selbst in Akupressur versuchen, aber besser ist es, wenn Sie sich durch einen Therapeuten anleiten lassen. Nach einer Weile werden Sie die Technik beherrschen und die Akupressurpunkte leicht finden.

Die Akupressur beruht wie die Akupunktur, die mit feinen Nadeln ausgeführt wird, auf der Vorstellung eines Systems von Energiekanälen, das den ganzen Körper durchzieht. Auf diesen Kanälen befinden sich bestimmte Punkte, die bei der Akupressur durch sanften Fingerdruck massiert die Körperenergie stimulieren. Eine definierte Stelle wird mit Daumen oder Zeigefinger massiert. Bei Venenleiden werden vor allem vier Akupressurpunkte benutzt. Die Massage erfolgt mit einer Frequenz von 50- bis 60-mal pro Minute und kann pro Bein zweimal täglich, gegebenenfalls auch öfter, durchgeführt werden.

- Kniescheibenpunkt: Beugen Sie Ihr Knie rechtwinklig, und legen Sie den Mittelpunkt der Handinnenfläche derselben Seite auf das obere Ende der Kniescheibe. Der gesuchte Punkt liegt genau unterhalb des Ringfingers und wird immer nach oben massiert.
- Fußinnenknöchelpunkt: Am Fuß befindet sich etwa einen Zentimeter unterhalb und zwei Zentimeter vor dem Innenknöchel der gesuchte Punkt, der nach oben massiert wird.
- Fußaußenknöchelpunkt: Der gesuchte Punkt liegt zwischen Außenknöchel und Achillessehne und wird nach unten massiert.
- Vorfußpunkt: Etwa zwei bis drei Zentimeter vor dem Zwischenraum der ersten und zweiten Zehe befindet sich der gesuchte Punkt, der nach oben massiert wird.

Homöopathie

Bei leichten Durchblutungsstörungen oder Beschwerden durch Gefäßerkrankungen kann auch eine unterstützende homöopathische Therapie versucht werden. Die Homöopathie ist ein ganzheitliches Heilsystem, deren Mittel für jeden Patienten individuell zusammengestellt werden. Homöopathische Mittel werden in sehr hoher Verdünnung (Potenzierung) hergestellt, so dass der eigentliche Wirkstoff mit heutigen Methoden nicht mehr nachweisbar ist. Unerwünschte Nebenwirkungen sind nicht bekannt.

Viele der bei Durchblutungsstörungen in Salben oder Cremes wirksamen Pflanzenstoffe werden auch als homöopathische Zubereitung eingesetzt.

Therapiealternativen bei Durchblutungsstörungen

Gerade bei Gefäßerkrankungen werden zahlreiche alternative Therapien propagiert. Einige dieser Methoden sind sehr teuer und werden nicht von den Krankenkassen finanziert. Über den Nutzen und Schaden etwa der Ozontherapie, der Blutwäsche oder der Sauerstoff-Mehrschritt-Therapie ist sich die Fachwelt nicht einig. Meist ist die therapeutische Wirksamkeit nicht belegt.

Ozontherapie

Zur Injektionsbehandlung wird Ozon in Verbindung mit Wasser oder Eigenblut verwendet. Ein solches Gemisch kann in Venen, Krampfadern, Arterien sowie in Muskeln oder unter die Haut gespritzt werden. Positive Erfahrungen wurden auch bei einer Ozonbehandlung von Besenreisern gemacht. Bei der intraarteriellen Ozontherapie, die vor allem bei Raucherbeinen eingesetzt wird, tritt zunächst nach der Injektion ein Durchblutungsstopp im betreffenden Bein ein. 5 bis 45 Minuten nach der Injektion kommt es zu einer heftigen Mehrdurchblutungsreaktion. Die Risiken der Ozongasinjektion bestehen insbesondere in Schädigungen von Hirn- oder Rückenmarksgewebe durch eine arterielle Gasembolie.

Fragen vor einer alternativen Therapie

- Wo liegt der Unterschied des Verfahrens gegenüber schulmedizinischen Therapien?
- Ist die Behandlung mit schulmedizinischen Therapien kombinierbar?
- Woran erkennt man zuerst, dass sich die Krankheit verschlimmert?
- Welche Risiken bestehen bei der Behandlung?
- Was kann man bei einer Verschlimmerung tun?
- Soll die bisherige Therapie weitergeführt werden?
- Haben Sie Zugang zu den Krankenunterlagen?

Die Ozontherapie (Ozon-Sauerstoff-Therapie) gibt es seit etwa 100 Jahren, als bekannt wurde, dass dieses aus drei Sauerstoffatomen (O_3) bestehende, giftige Gas bakterienabtötende Wirkungen besitzt. In der Wund- und Infektionsbehandlung wird Ozon äußerlich angewendet.

Sauerstoff-Mehrschritt-Therapie

Der Physiker Manfred von Ardenne entwickelte 1978 die Sauerstoff-Mehrschritt-Therapie (SMT). Sie geht davon aus, dass durch eine Sauerstoffbehandlung der mit zunehmendem Alter abnehmende Sauerstoffpartialdruck im Blut angehoben werden kann. Die dreistufige SMT soll die Durchblutung und die Lungenfunktion verbessern und gegen eine altersbedingte Leistungsabnahme vorbeugen. Bei der klassischen SMT werden 30 Minuten vor Behandlungsbeginn Medikamente – etwa Vitamine und Mineralien – verabreicht, die die Sauerstoffverwertung in Gewebe und Zellen erhöhen sollen. Anschließend wird ein Luft-Sauerstoff-Gemisch mit einem Sauerstoffanteil von bis zu 95 Prozent eingeatmet. Therapiebegleitend wird ein tägliches Bewegungstraining durchgeführt. Ein kontrollierter Nachweis der SMT-Wirksamkeit bei Raucherbein oder der Schaufensterkrankheit fehlt.

Blutwäsche

Als Blutwäsche oder hämatogene Oxidationstherapie (HOT) wird die kombinierte Behandlung von ultravioletter Bestrahlung (UVB) und außerhalb des Körpers mit Sauerstoff angereichertem Venenblut bezeichnet. Bei der »großen« Blutwäsche wird dem Patienten Venenblut abgenommen, dieses mit Ozon und Sauerstoff angereichert und ihm dann mit einer Tropfinfusion wieder zugeführt. Das soll zur Verbesserung der Sauerstoffversorgung des Gewebes beitragen. Theoretisch verbessert eine solche Behandlung die Fließeigenschaften des Bluts – auch hier fehlt allerdings bislang der wissenschaftlich abgesicherte Beweis. Neben 62 anderen Anwendungsgebieten soll diese Therapie vor allem bei Raucherbein und Schaufensterkrankheit helfen. Wesentliche Nebenwirkungen oder Komplikationen wurden bislang nicht beobachtet.

Überlegen Sie es sich gut, bevor Sie Ihr Geld für fragwürdige Therapien ausgeben. Auch diese werden nicht verhindern, dass Sie Ihr Leben umstellen und liebgewordene, aber schädliche Gewohnheiten aufgeben müssen.

Chelattherapie

Gegen Durchblutungsstörungen werden gelegentlich so genannte Chelatbildner zur Entkalkung der Arterien angepriesen. Diese bis zu 10 000 DM teure Behandlung soll vom Herzschmerz bis zum Ohrensausen helfen. Die Behandlung kann jedoch erhebliche Störungen im Mineral- und Spurenelemente- bzw. Elektrolythaushalt des Körpers hervorrufen. Der Kalziumstoffwechsel kann gestört werden, was vielfältige Beschwerden (Herzrhythmusstörungen, Krampfanfälle, Knochenmarksschäden) verursachen kann. Von deutschen Ärzten wird die Chelattherapie seit 1984 als gefährlich und unwirksam abgelehnt.

Frischzellentherapie

Die Frischzellentherapie mit der Injektion von Organ- und Blutextrakten von Tieren – etwa Kälberblut, Milz- und Thymusextrakten – ist in ihrer Wirksamkeit nicht beurteilbar. Ob damit wirklich bei Durchblutungsstörungen Heilerfolge erzielt werden können, ist zweifelhaft und wissenschaftlich nicht bewiesen. Darüber hinaus birgt eine solche Therapie die Gefahr allergischer Reaktionen auf Fremdeiweiß – es kann derzeit nicht sicher ausgeschlossen werden, dass krank machende Viren oder BSE-Erreger (aus Kälber- und Rinderextrakten) mit Organextrakten auf den Menschen übertragen werden. In Deutschland wurden injizierbare Frischzellentherapeutika nach einem wahrscheinlich durch die Frischzellenkrankheit verursachten Todesfall vorläufig verboten.

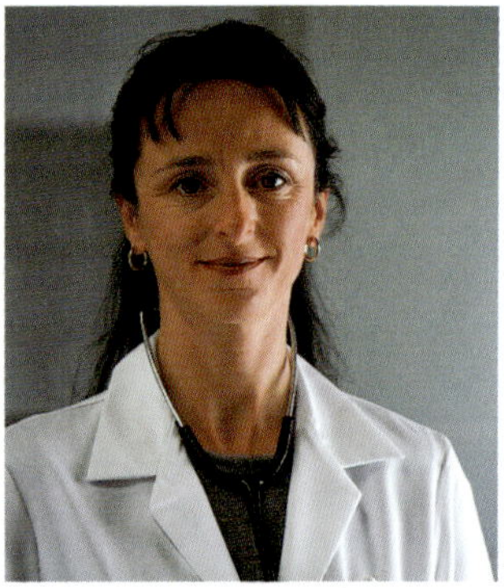

Wählen Sie einen Arzt Ihres Vertrauens, dem Sie Ihre Gesundheit guten Gewissens in die Hände legen können.

Erkrankungen, die auf Durchblutungsstörungen beruhen, können von spezialisierten Ärzten behandelt werden: Internisten, Angiologen, Phlebologen und Lymphologen.

Häufige Fragen an den Arzt

▶ ***Welcher Arzt behandelt Durchblutungsstörungen der Beine?***
Die beste Ausbildung zur Behandlung von Beindurchblutungsstörungen haben Gefäßchirurgen und Gefäßspezialisten (Angiologen), die Fachärzte für Innere Medizin sind. Darüber hinaus gibt es Fach- und Allgemeinärzte, die sich auf die Behandlung von Venenerkrankungen (Phlebologen) oder Lymphgefäßstörungen (Lymphologen) spezialisiert haben.

▶ ***Warum sollte man mit dem Zigarettenrauchen aufhören?***
Rauchen gilt derzeit als der wichtigste Risikofaktor für eine periphere arterielle Verschlusskrankheit (PAVK). Patienten mit der Schaufensterkrankheit sind dreimal häufiger Raucher und fünfmal häufiger starke Raucher. Schlimmste Folge des Rauchens ist das Raucherbein mit drohender Amputation der Gliedmaße.

▶ ***Ist weiches Wasser ein Risikofaktor für den Herzinfarkt?***
Bis heute konnte diese Frage nicht mit letzter Sicherheit geklärt werden. Gesichert ist jedoch: Weiches Wasser enthält weniger Magnesium, das für die Therapie von Herzinfarkt und Herzrhythmusstörungen eine Rolle spielt.

▶ ***Schädigt Kaffee oder Tee die Gefäße?***
Mäßiger Kaffee- oder Teegenuss ist auch für Herz- und Gefäßpatienten ungefährlich und wirkt in der Regel anregend auf den Blutkreislauf.

▶ ***Wirkt Knoblauch vorbeugend gegen Durchblutungsstörungen?***
Knoblauch hat Ergebnissen zahlreicher Studien zufolge viele günstige Wirkungen auf das Blutgefäßsystem. Er verbessert die Fließfähigkeit des Bluts, kann schädlichen Fettablagerungen in den Gefäßen in geringem Umfang vorbeugen und senkt den Blutdruck leicht. Ob Knoblauch, über lange Zeit in hoher Dosis eingenommen, vor Arteriosklerose und Herzinfarkt schützt, ist wissenschaftlich noch nicht abgesichert – positive vorbeugende Effekte wurden jedoch beobachtet.

▶ ***Können Vitamine vor Arteriosklerose schützen?***
Es ist wissenschaftlich nachgewiesen, dass eine Ernährung, die viel Obst und Gemüse enthält, langfristig vor Krebs- und Herz-Kreislauf-Erkrankungen schützt. Vermutlich geht dies auf die Wirkung von antioxidativ wirksamen Vitaminen wie Vitamin C und E und Karotinoide in pflanzlichen Lebensmitteln zurück.

▶ ***Soll sich ein Patient mit der Schaufensterkrankheit regelmäßig untersuchen lassen?***
Bei allen Patienten mit Durchblutungsstörungen sollen Durchblutungsfunktion und Risikofaktoren internistisch-angiologisch kontrolliert werden. Auch das Alter und weitere Begleiterkrankungen sind für die weitere Krankheitsentwicklung ausschlaggebend.

▶ ***Zu welchem Arzt soll man bei Potenzproblemen gehen?***
Bei Durchblutungsstörungen der Bein- und Beckenarterien kommt es häufig zu Potenzstörungen. Man sollte sich zunächst dem behandelnden Arzt anvertrauen, der Sie dann, falls nötig, an einen Urologen überweisen kann.

▶ ***Wie lange sollten Gefäßpatienten am Gefäßsport teilnehmen?***
Ein wichtiges Therapieelement bei Schaufensterkrankheit ist die körperliche Bewegung. Jeder Betroffene kann, solange es nicht zu Beschwerden kommt, am Gefäßsport teilnehmen.

▶ ***Was sind die Ursachen von Ohrgeräuschen?***
Am häufigsten kommt es wegen Durchblutungsstörungen zusammen mit Bluthochdruck, Fettstoffwechselstörungen und bei Diabetikern zu Ohrgeräuschen. Seltenere Ursachen sind Entzündungen, starke Schalleinwirkung, Arzneimittel und Genussgifte. Vermutlich entstehen Ohrgeräusche durch eine gestörte akustische Wahrnehmungsfunktion im Gehirn.

▶ ***Was haben Krampfadern mit Wadenkrämpfen zu tun?***
Nichts. »Krampfader« stammt von dem mittelhochdeutschen Wort »Krumbader« (krumme Ader). Die meist nächtlichen Wadenkrämpfe sind äußerst selten ein Anzeichen für Venenerkrankungen.

▶ ***Darf man trotz einer Venenerkrankung Alkohol trinken?***
Alkohol wirkt erweiternd, somit belastend auf Venen – in Maßen genossen, ist jedoch nichts gegen Alkohol einzuwenden.

Bei Krampfadern können Wirkstoffe von Rosskastanien, Arnika (Wurzelstück) oder Mariendistel (Samen) helfen.

Weniger günstige Sportarten bei Venenleiden sind Ballsportarten (Fußball, Handball, Basketball), Kampfsportarten (Judo, Karate), Ski und Snowbord fahren, Tennis und Squash.

▶ ***Darf man mit Krampfadern in die Sauna?***
Ja. Achten Sie darauf, dass die Aufwärmphasen nicht zu lange sind, und dass die Beine beim Saunagang auf Herzhöhe oder besser noch höher liegen. Nach der Aufwärmphase sind ein kalter Wasserguss und ein kaltes Fußbad empfehlenswert.

▶ ***Kann man Krampfadern vorbeugen?***
Körperliche Bewegung ist die beste Vorbeugung gegen Krampfadern: Laufen, Fahrrad fahren, Schwimmen, Wandern, Skilanglauf oder Beingymnastik. Wenn Sie einen »sitzenden« Beruf ausüben, sorgen Sie für genügend Ausgleich durch Bewegung. Legen Sie so oft wie möglich die Beine hoch.

▶ ***Kann man von Krampfadern geheilt werden?***
Die erblich veranlagte Bildung von Krampfadern kann nicht geheilt werden. Nach einer Varizenentfernung oder -verödung können sich an anderen Stellen erneut Krampfadern bilden.

Bei Durchblutungsstörungen im Gehirn können Homöopathika auf Goldbasis, Barium Carbonat und Bleizucker wirksam sein.

▶ ***Muss man sich behandeln lassen, wenn Krampfadern ohne Beschwerden vorliegen?***
Oberflächlich sichtbare Krampfadern (Varizen) können das tiefe Venensystem belasten und durch den gestörten Blutabfluss langfristig Schäden verursachen. Die Durchblutungsstörungen können dann im schlimmsten Fall ein offenes Bein verursachen. Je früher Krampfadern behandelt werden, desto größer ist die Wahrscheinlichkeit, dass sich das venöse Gefäßsystem wieder erholen kann.

▶ ***Wann sollten Krampfadern operiert werden?***
Krampfadern sollten dann operiert werden, wenn sie Beschwerden und Schmerzen verursachen – je früher, desto besser. Für eine Venenoperation sind die kühlen Jahreszeiten Frühling, Herbst und Winter am besten geeignet.

▶ ***Wie gefährlich sind Krampfaderoperationen?***
Wenn eine gründliche Voruntersuchung durchgeführt wurde und Gefäßschäden an den tiefen Venen ausgeschlossen sind, ist das Komplikationsrisiko für Thrombosen und eine Lungenembolie geringer als bei anderen Operationen. Nach jedem Eingriff an Venen wird ein fester Kompressionsverband angelegt, und der Betroffene wird aufgefordert, sich viel zu bewegen.

▶ ***Wann sollte man Kompressionsstrümpfe anziehen?***
Am besten sollte der Kompressionsstrumpf vor dem Aufstehen angezogen werden. Das Bein ist über Nacht abgeschwollen und schwillt nach dem Aufstehen oder wenn man herumgeht sofort wieder an. Nachts werden Kompressionsstrümpfe ausnahmsweise nur bei schwerster Schwellneigung getragen.

▶ ***Wann werden Kompressionsverbände, wann Kompressions- oder Stützstrümpfe eingesetzt?***
Der Kompressionsverband wird zur Entstauung von »dicken« Beinen, beim offenen Bein und bei oberflächlicher Venenentzündung eingesetzt. Wenn das Bein entstaut ist, können Kompressionsstrümpfe, meistens für längere Zeit, benutzt werden. Stützstrümpfe bei leichten Stauungsbeschwerden sind nur dann sinnvoll, wenn sie genau angemessen werden – ein entsprechend der Schuhgröße gekaufter Stützstrumpf ist keine Alternative zu Kompressionsstrümpfen. Stützstrümpfe sind jedoch besser als gar keine Strümpfe!

▶ ***Wie oft kann der Arzt Kompressionsstrümpfe verordnen?***
Bei korrekt angegebener Diagnose auf dem Rezept übernehmen die Krankenkassen die Kosten für eine Verordnung zweimal jährlich.

▶ ***Wie gefährlich sind Krampfadern in der Schwangerschaft?***
Bei vielen Frauen entwickeln sich während der Schwangerschaft Krampfadern, die nach der Geburt des Kindes jedoch meistens wieder vollständig verschwinden. Dem Ausmaß der Krampfadern und den Beschwerden entsprechend, können Kompressionsstrümpfe vorübergehend sinnvoll sein. In seltenen Fällen reichen die Krampfadern sogar bis zur Scheide hinauf – eine unangenehme, aber harmlose Erscheinung.

▶ ***Gibt es Krampfadern am Hoden?***
Varizen können sich auch am Hoden entwickeln – so genannte Varikozelen, die die Fruchtbarkeit des Mannes beeinträchtigen können und deshalb entfernt werden sollten.

▶ ***Wie lange muss nach einer tiefen Venenthrombose ein Kompressionsstrumpf getragen werden?***
Da eine Thrombose nicht geheilt werden kann, muss langfristig eine konsequente Kompressionstherapie erfolgen, um Folgeschäden wie

Bei Durchblutungsstörungen im Herzbereich können die Wirkstoffe Weißdorn (Blüten, Blätter, Scheinfrüchte) als unterstützende Behandlung Beschwerden lindern.

Die Antibabypille ist bei krankheitsauffälligen Venen nicht zu empfehlen – beraten Sie sich mit Ihrem Gynäkologen über Verhütungsalternativen.

dem postthrombotischen Syndrom vorzubeugen. Hat sich die Beinschwellung nach einer Thrombose zurückgebildet, muss mindestens ein Jahr lang ein Kompressionsstrumpf getragen werden. Nach einer angiologischen Untersuchung kann in wenigen Fällen die Kompressionstherapie dann beendet werden. Häufiger muss jedoch die Strumpftherapie jahrelang oder lebenslang fortgesetzt werden.

▶ ***Kann das Blut noch abfließen, wenn eine Hauptkrampfader entfernt wurde?***

Da bei Krampfadern die Venenklappen nicht mehr funktionieren, führt der Blutrückstau in den Venen zu Schäden am Gewebe. Sind die Krampfadern entfernt worden, wird das Blut über andere, in genügender Zahl vorhandene Venen abgeleitet.

▶ ***Kann das Blut trotz eines Kompressionsverbands abfließen?***

Durch Druck auf die Oberfläche des Beins werden die krankhaft erweiterten Venen verengt, und die Venenklappenventile funktionieren dann wieder. Das venöse Blut kann schneller abfließen und staut sich nicht mehr. Arterien werden von der Kompressionstherapie nicht beeinflusst. Darüber hinaus stärkt und trainiert die Kompressionstherapie die Beinmuskulatur, wenn sich die Patienten viel bewegen.

▶ ***Wie sollen sich Gefäßkranke auf längeren Reisen verhalten?***

Zur Vorbeugung können Kompressionsstrümpfe getragen werden. Bei längeren Bus- oder Flugzeugreisen sollte man sich einen Gangplatz reservieren lassen, sich mindestens stündlich die Beine vertreten und 20 bis 30 Zehenstände machen. Auch im Sitzen kann man die Beine immer in Bewegung halten. Meiden Sie Nikotin und Alkohol – trinken Sie viel Alkoholfreies. Schlafen Sie nicht im Sitzen. Liegt eine besondere Gefährdung vor, kann auch eine vorbeugende Heparinspritze sinnvoll sein.

▶ ***Verschlechtern die Antibabypille oder eine Hormontherapie während der Wechseljahre krankheitsanfällige Venen?***

In der Regel ja. Eine bestehende Venenerkrankung kann durch die Antibabypille verschlechtert werden. Kommt es immer wieder zu Venenentzündungen oder liegen Thrombosen vor, wird von der Antibabypille abgeraten. Die Antibabypille erhöht auch das Thromboserisiko während und nach Operationen.

Kleines Gefäßlexikon

Aderlass	Entnahme von Blut aus einer Vene, führt zu Blutverdünnung und verbessertem Blutfluss
Anämie	Blutarmut mit Verminderung des roten Blutfarbstoffs (Hämoglobin), häufig durch zu wenige rote Blutkörperchen verursacht
Aneurysma	Örtlich umschriebene Aussackung an einem Blutgefäß, kann spontan oder nach Gefäßverletzung auftreten, meist bei Arterien
Angina pectoris	Gefühl der Brustenge mit anfallartig auftretenden Schmerzen hinter dem Brustbein, gilt als wichtigstes Zeichen einer Herzerkrankung mit Durchblutungsnot, meist infolge einer Herzkranzgefäßerkrankung
Angiologie	Lehre von den Blut- und Lymphgefäßen
Angioplastie	Beseitigung einer Gefäßverengung mit Spezialkathetertechnik; am bekanntesten ist die Ballondilatation (siehe unten)
Antihypertensivum	Arzneimittel zur Behandlung von erhöhtem Blutdruck
Antikoagulanzien	Arzneimittel, die die Blutgerinnung hemmen und die Bildung von Blutgerinnseln und ihre Verschleppung verhindern
Aorta	Hauptschlagader, große Körperschlagader, die von der linken Herzkammer ausgeht
Arterie	Schlagader, Pulsader mit sauerstoffreichem Blut, das vom Herzen zu anderen Organen fließt
Arteriosklerose	(auch Atherosklerose genannt); krankhafter Umbau von Arterien durch Einlagerung von Fett oder Kalk, kann zur Einengung oder zum Verschluss von Arterien führen
Atrophie	Rückbildung eines Organs oder Gewebes
AVK	Abkürzung für arterielle Verschlusskrankheit
Ballondilatation	Gefäßerweiterung mit Hilfe eines aufblasbaren Ballons an der Spitze eines Katheters
Besenreiser	Erweiterte kleine, oberflächliche Gefäße; »Minikrampfadern«
Claudicatio intermittens	Intermittierendes Hinken, Schaufensterkrankheit
Doppler-Sonografie	Ultraschallverfahren (benutzt den Doppler-Effekt) zur Beurteilung der Blutströmungsverhältnisse
Duplexultraschallverfahren	Kombination zweier Ultraschallverfahren, mit der gleichzeitig Weichteilstrukturen und der Blutstrom beurteilt werden können
Echokardiografie	Ultraschalluntersuchung des Herzens, Methode zur Beurteilung der Beweglichkeit der Herzwände und zum Ausschluss von Herzklappenfehlern
Elektrokardiogramm (EKG)	Aufzeichnung der Herzstromkurve mit Hilfe von Elektroden auf der Hautoberfläche

Embolie	Plötzlicher Blutgefäßverschluss durch ein Blutgerinnsel, das durch die Blutströmung verschleppt wurde
Fettstoffwechselstörung	Veränderter Cholesterin- und/oder Triglyzeridspiegel im Blut
Fibrinolyse	Arzneimittel zur Auflösung eines Blutgerinnsels (Fibrin = faserförmiger Eiweißstoff zur Blutgerinnung)
Ginkgo biloba	Sommergrüner Laubbaum, aus dessen fächerförmigen Blättern eine durchblutungsfördernde Substanz (Ginkgo-biloba-Extrakt) gewonnen wird
Hämoglobin	Roter Blutfarbstoff
Hämorrhoiden	Meist anlagebedingte Vererbung arterieller und venöser Gefäßgeflechte im Anusbereich
HDL-Cholesterin	Abkürzung für High-Density-Lipoprotein-Cholesterin, »gutes« Cholesterin
Heparin	Wirkstoff, der die Blutgerinnung hemmen kann und zum Schutz vor Thrombose eingesetzt wird (in Antikoagulanzien enthalten)
Herzinfarkt	Myokardinfarkt, durch Minderdurchblutung zerstörtes Herzgewebe
Herzinsuffizienz	Herzleistungsschwäche mit unzureichender Förderleistung des Herzes
Herzkranzgefäße	Arterien, die den Herzmuskel mit sauerstoffreichem Blut versorgen (Koronargefäße)
Hirninfarkt	Durch Minderdurchblutung zerstörtes Gehirngewebe, durch Einblutung (Hirnblutung) oder durch Verschluss eines Hirngefäßes (Thrombose)
Hirnschlag	Schlaganfall oder Apoplexie, eine verminderte oder vollständig unterbrochene Blutversorgung in umschriebenen Hirnbezirken, verursacht schwere Funktionsstörungen des Gehirns
Hyperlipidämie	Erhöhter Blutfettspiegel
Hypertonie	Bluthochdruck
Hypoglykämie	Zu wenig Blutzucker oder Unterzuckerung
Hypotonie	Niedriger Blutdruck, systolische Blutdruckwerte unter 100 mmHg
Infarkt	Absterben eines Gewebestücks oder Organteils aufgrund einer Unterbrechung der Blutzufuhr durch Sauerstoff- oder Nährstoffmangel
Insult, apoplektischer	Schlaganfall, Hirnzellen sterben entweder durch Mangeldurchblutung oder Hirnblutung ab
Insult, hämorrhagischer	Schlaganfall durch Hirnblutung
Ischämie	Durchblutungsmangel
Kollaterale	Umgehungskreislauf
Kapillare	Feinstes Haargefäß
kardial	Das Herz betreffend
Kardiologie	Lehre vom Herzen
kardiovaskulär	Herz und Gefäße betreffend
Karotisarterie	Halsschlagader
Katheter	Dünner Draht zum Einführen von Medikamenten oder Sonden in Gefäße

Kollaps	Blutdruckabfall, meist harmlose Kreislaufregulationsstörung
Kompressionsstrümpfe	Strümpfe, die einen bestimmten Druck auf das Bein oder den Arm ausüben
Kompressionstherapie	Behandlungsmethode zur aktiven Entstauung, bei der von außen ein genau dosierter Druck auf die Venen ausgeübt wird
Kompressionsverbände	Verbände nach dem Prinzip einer Kompressionstherapie
Koronarangiografie	Darstellung der Herzkranzarterien mittels Röntgenkontrastmittel bei der Herzkatheteruntersuchung
Koronararterie	Herzkranzarterie
Koronare Herzkrankheit	(KHK); Erkrankung durch Einengung der Herzkranzgefäße
Koronarstenose	Verengung eines Herzkranzgefäßes
Koronarthrombose	Gerinnsel in einer Herzkranzarterie
Krampfader	Ausgesackte, erweiterte Vene, an den Beinen besonders sichtbar
LDL-Cholesterin	Lipoprotein-Fett-Eiweiß-Komplex im Blut, Low-Density-Lipoprotein-Cholesterin oder »böses« Cholesterin
Leukozyten	Weiße Blutkörperchen
Lipide	Blutfette
Lipoprotein	Fett-Eiweiß-Komplex im Blut, der wasserunlösliche Blutfette im wässrigen Milieu des Blutplasmas transportiert
Lungenembolie	Gefäßverschluss in der Lunge durch ein Blutgerinnsel, meist von einer Beinvenenthrombose ausgehend
Lymphsystem	Besteht aus Lymphgefäßen und -knoten, die den Abtransport und die Filterung der Lymphflüssigkeit übernehmen, im Lymphknoten werden auch die Lymphozyten gebildet
Lymphozyten	Weiße Blutkörperchen, die für Abwehrvorgänge verantwortlich sind
mmHg	Abkürzung für Millimeter Quecksilbersäule, Maßeinheit für die Blutdruckmessung
Ödem	Wassersucht, Wassereinlagerung in Körpergewebe
Okklusion	Verschluss, etwa Gefäßokklusion
PAVK	Abkürzung für periphere arterielle Verschlusskrankheit
Perforansvarikose	Krampfaderleiden, das durch defekte Venenklappen in den Verbindungsvenen entstanden ist
Perforansvenen	Verbindungsvenen zwischen oberflächlichem und tiefem Venensystem
Phlebitis	Oberflächliche Venenentzündung
Phlebologie	Lehre von den Venen
Plaque	Ablagerung auf der Innenwand eines Gefäßes (französisch: Platte)
Postthrombotisches Syndrom	Spätfolgen, Folgeschäden einer tiefen Venenthrombose
PTA	Perkutane transluminale Angioplastie, nicht chirurgische Erweiterung von Gefäßverengungen

PTCA	Perkutane transluminale Koronarangioplastie, Aufdehnung der Verengung eines Herzkranzgefäßes mit Ballonkatheter
Puls	Druckwelle in den Arterien
Pulsfrequenz	Herzschlag pro Minute
Quick-Test	Labortest zum Nachweis der Gerinnungsfähigkeit des Bluts
Raynaud-Phänomen	Durch Kältereiz oder Stress auslösbarer kurzzeitiger Verschluss oder Verkrampfen kleiner Gefäße, häufig an den Fingern
Revaskularisation	Wiederherstellung einer ausreichenden Blutversorgung (Bypassoperation)
Seitenastvarikose	Krampfaderleiden der Seitenäste der großen Stammvene (Seitenastvenen)
Sklerosierung	Verödung, »Wegspritzen« von Krampfadern, meist Besenreisern
Stammvarikose	Krampfaderleiden der oberflächlichen Stammvenen, nämlich der kleinen und großen Rosenkranzader
Stenose	Gefäßverengung
Stent	Maschendrahtartige Gefäßstütze
Stripping	Unterbindung und Herausziehen einer Stammvarize mit einem korkenzieherähnlichen Instrument (Stripper), dieser Eingriff erfolgt meist in Vollnarkose unter stationären Bedingungen
Systole	Oberer Blutdruck in der Phase der Herzmuskelanspannung
Tachykardie	Schneller Puls, über 100 Schläge pro Minute
Thrombektomie	Operative Entfernung eines Blutgerinnsels bei tiefen Venenthrombosen
Thrombolyse	Medikamentöse Auflösung eines Blutgerinnsels
Thrombophlebitis	Entzündung einer oberflächlich gelegenen Vene durch Gerinnselbildung
Thrombose	Blutgerinnsel in einem Gefäß, das zu einer zusätzlich oder vollständigen Verstopfung des Gefäßes führt
Thrombus	Blutgerinnsel, durch Blutgerinnung in Gefäßen und der Herzwand entstandener Blutpfropf
TIA	Transitorische ischämische Attacke, wichtigstes Warnsymptom für einen drohenden Schlaganfall (z. B. vorübergehende Lähmung oder Sehstörung), die Symptome bilden sich nach spätestens 24 Stunden wieder zurück
Ulcus cruris	Beingeschwür, offenes Bein
Varikose (Varikosis)	Krampfaderleiden
Varize	Krampfader
Vaskulitis	Entzündungen von arteriellen oder venösen Blutgefäßen
Vena saphena magna	Große Rosenkranzader
Vena saphena parva	Kleine Rosenkranzader
Vene	Blutader, die dem Herzen Blut zuführt
Venenklappen	Verhindern das Zurückfließen des Bluts in den Venen
Winiwarter-Buerger-Syndrom (Thrombangiitis obliterans)	Schwere Gefäßerkrankung bei jungen Männern

Über den Autor
Dr. med. Eberhard J. Wormer ist praktischer Arzt sowie Medizin- und Wissenschaftsjournalist. Gegenwärtig konzentriert sich seine Arbeit auf populärwissenschaftliche Ratgeber und fachbezogene medizinische Publikationen.

Literatur

Diehm, Curt: Durchblutungsstörungen. Springer Verlag Berlin 1996
Linde, Nikolaus: Venenleiden wirkungsvoll behandeln. Südwest Verlag. München 1996
Sulyma, M. G./Wormer, Eberhard J. (Hrsg.): Herz Kreislauf Lexikon. Medikon Verlag. München 1994
Sulyma, M. G./Wormer, Dr. Eberhard J.: Lexikon Angiologie Phlebologie. Medikon Verlag. 3. Auflage, München 1993

Hinweis
Das vorliegende Buch ist sorgfältig erarbeitet worden. Dennoch erfolgen alle Angaben ohne Gewähr. Weder Autor noch Verlag können für eventuelle Nachteile oder Schäden, die aus den im Buch gemachten praktischen Hinweisen resultieren, eine Haftung übernehmen.

Adressen, die weiterhelfen
Deutsche Liga zur Bekämpfung von Gefäßerkrankungen e.V., Medizinische Klinik im Klinikum Karlsbad-Langensteinbach, Guttmannstr. 1, 76307 Karlsbad
Aktion Venenhilfe e. V., Postfach 801 005, 81610 München, »Venomobil« Tel. 089-45 44 13 29
Deutsche Gesellschaft Venen e.V., Dr.-Carlo-Schmid-Str. 204, 90491 Nürnberg
Bein-Liga e. V., Am Nocken 4, 58840 Plettenberg
Deutsche Venen-Liga e. V., Postfach 1129, 56864 Bad Bertrich
Deutsche Schlaganfallstiftung, Carl-Bertelsmann-Str. 256, 33311 Gütersloh
Deutsche Herzstiftung e. V., Hans-Thoma-Str. 10, 60596 Frankfurt/Main
Deutsche Liga zur Bekämpfung des hohen Blutdrucks e. V., Berliner Str 46, 69120 Heidelberg
Herz-Kreislauf-Telefon Heidelberg, Bergheimer Str. 88, 69120 Heidelberg, Tel. 06221-18 10 88
Lipid-Liga, Deutsche Gesellschaft zur Bekämpfung von Fettstoffwechselstörungen, Leopoldstr. 87, 80802 München

Bildnachweis
Das Fotoarchiv, Essen: 56 (Jochen Tack); Gotvac Nada, München: Titel, 6; IFA-Bilderteam, München: 37 (IPP); Mauritius, Mittenwald: 60 (Frauke), 80 (AGE); Pasieka Alfred, Hilden: 8, 12; Südwest Verlag, München: U4 (Michael Nagy), 59 (Christian Kargl); Tony Stone, München: 1 (Dan Bosler), 5 (Dale Durfee), 28 (Ken Whitemore), 32 (David Joel), 88 (John Tuner)

Impressum

Lektorat:
Dr. Judith Schuler
Projektleitung:
Susanne Garte
Redaktionsleitung und
medizinische Fachberatung:
Dr. med. Christiane Lentz
Bildredaktion:
Ute Schoenenburg
Produktion:
Manfred Metzger
Umschlag:
Till Eiden
DTP/Satz:
Mihriye Yücel
Druck:
Color-Offset, München
Bindung:
R. Oldenbourg, München

Printed in Germany

Gedruckt auf chlor-
und säurearmem Papier

ISBN 3-517-07609-0

Register

Akupressur 82
Alkohol 16, 20, 25f., 47, 53, 61, 87
Aneurysmen 35, 57f.
Angina pectoris 12, 19, 26, 42ff.
Angioplastie 32f., 44
Antibabypille 17f., 20, 27, 40, 47, 72, 90
Armarterien 39f.
Arterien 4, 6, 8f., 12ff., 29ff., 83
Arterienverschluss, akuter 35f.
Arteriosklerose 4, 11ff., 23, 29, 34, 37, 58f.
Atherektomie 33
Azetylsalizylsäure (ASS) 28, 34, 44, 51

Beinvenenthrombosen 4, 64, 71ff., 89f.
Besenreiser 65f.
Beta-Blocker 45f.
Bewegung 4f., 14, 17, 22, 27, 31, 38, 45, 53, 69, 76, 88
Blut 6ff., 11
Blutfluss verbessern 34
Blutgerinnsel auflösen 33ff.
Bluthochdruck 13ff., 21, 24f., 27, 30, 34, 46, 48, 53, 59
Blutkreislauf 8f.
Blutplasma 6, 11, 18
Bypassoperation 45

Cholesterin 18ff., 26
- in Lebensmitteln 20

Diabetes mellitus 14f., 23ff., 30, 36ff., 47, 53, 59
Durchblutungsstörungen
- Entstehung 11
- periphere 4, 15, 29ff.
- Therapiealternativen 83f.
- verhindern 31

Ernährung 4, 14, 17, 20ff., 38, 53, 76
Erythrozyten (rote Blutkörperchen) 6f., 11f.

Fettstoffwechselstörung 14f., 18f., 24, 53
Fibrinogen 28
Fisch 21
Flüssigkeitszufuhr 11, 24, 38, 76
Frostbeulen/Erfrierungen 40f.

Gefäßentzündung (Vaskulitis) 41
Gefäßschicht (Endothel) 13
Gefäßsystem 4, 6f., 9
Gefäßverengung 13
Gehörsturz 54f.
Gicht 24, 30, 38, 59
Ginkgo biloba 34f.
Gymnastik 5, 14
→ Bewegung

Hämorrhoiden 4, 74ff.
Heilpflanzen 5, 77f.
Herz-Kreislauf-Erkrankungen 4f., 12, 26f., 29
Herzinfarkt 4, 10ff., 15, 17, 19, 26, 28f., 41ff.
Herzkranzgefäße 4, 10, 35, 41f.
Herzmuskelschwäche (Herzinsuffizienz) 12, 15
Herzrhythmusstörungen 12, 35
Hinken, intermittierendes 17, 30
Hirnleistungsstörungen 12
→ Schlaganfall
Homöopathie 5, 83, 86, 88
Homozystein 29, 47
Hormontherapien 27, 90

Kaffee 26, 86
KHK (koronare Herzkrankheit) 12, 17, 23, 27, 30, 45
Knoblauch 21, 86
Kohlendioxid 7ff.
Kompressionsverfahren 66ff., 77, 89
Kopfschmerzen 12
→ Schlaganfall
Krampfadern 4, 60, 63ff., 77, 83, 87f.

Leukozyten (weiße Blutkörperchen) 6f., 10
Lipidsenker 23
Lungenembolie 4, 60, 71, 74, 88
Lymphgefäße 4, 10

Marcumar 51, 73
Migräne 12

Nikotin 13ff., 17f., 20, 27f., 30f., 47, 53, 59, 61

Offenes Bein 70
Ohrgeräusche (Tinnitus) 4, 12, 53f., 87

PAVK (periphere arterielle Verschlusskrankheit) 29
Plaques, arteriosklerotische 13f., 42
Potenzstörungen 12, 30, 56, 87

Rauchen → Nikotin
Raucherbein 4, 12, 30, 86
Raynaud-Syndrom 39f.

Sauerstoff 7ff.
Schaufensterkrankheit 4, 12, 30, 34, 36, 86f.
Schlaganfall 4, 11f., 15, 19, 26, 28ff., 46ff.
Schwangerschaft 69, 72, 75, 89
Schwindelgefühl 12, 55f.
Sehverschlechterung 12, 49
Stents 33, 44, 59
Stickoxid (NO) 13
Stress 14, 17, 26f., 30, 38, 45, 53, 55

Thrombosen 26, 48, 64, 70ff., 88
→ Beinvenenthrombosen
Thrombozyten (Blutplättchen) 6f., 28, 34

Übergewicht 14, 19ff., 24f., 27, 38, 45, 59f., 63, 75

Vasoaktiva 34
Venen 4, 6, 8f., 60ff., 77ff.
Venenentzündung (Varikophlebitis) 70f.
Venengymnastik 79f.
Venenoperation 67, 77, 88
Verkalkung, so genannte 12f.
Vitamine 21f., 87

Wasseranwendungen 80ff.
Wechseljahre 27, 41, 90
Weißdorn 35, 89
Wickel 5, 71
Winiwarter-Buerger-Syndrom 36

Zuckerfuß 36f.